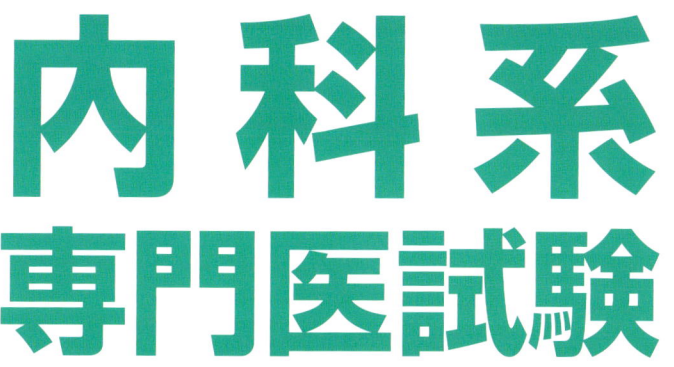

内科系専門医試験
解法へのアプローチ

藤澤孝志郎

Dr. 孝志郎のクリニック院長

医学書院

[著者紹介]

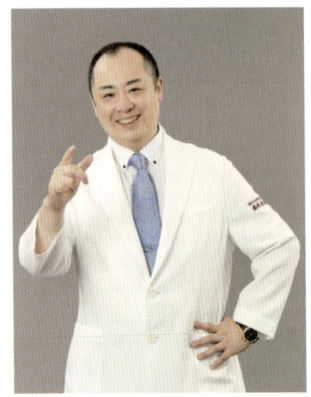

藤澤 孝志郎

Dr.孝志郎のクリニック院長．宮崎大学医学部卒業．総合内科専門医．医学教育のパイオニアとしても知られ，現時点で55万5千本の講義実績を持つ．代表作は「国試サマライズ」，「症候学講座」，「病態生理講座」，「Advanced救急精神科」，「LAST MESSAGE」．近年では医学英語を取り入れた授業も実施しており，全国の大学医学部にて好評を博している．2021年11月より新会社C-MEC（シーメック）にて新内科専門医および総合内科専門医に向けた新しい講座のブランディングに着手．

内科系専門医試験―解法へのアプローチ

発　行　2013年 5月15日　第1版第1刷Ⓒ
　　　　2021年11月15日　第1版第5刷
著　者　藤澤孝志郎
　　　　ふじさわこうしろう
発行者　株式会社　医学書院
　　　　代表取締役　金原　俊
　　　　〒113-8719　東京都文京区本郷1-28-23
　　　　電話　03-3817-5600（社内案内）
印刷・製本　三美印刷

本書の複製権・翻訳権・上映権・譲渡権・貸与権・公衆送信権（送信可能化権を含む）は株式会社医学書院が保有します．

ISBN978-4-260-01809-8

本書を無断で複製する行為（複写，スキャン，デジタルデータ化など）は，「私的使用のための複製」など著作権法上の限られた例外を除き禁じられています．大学，病院，診療所，企業などにおいて，業務上使用する目的（診療，研究活動を含む）で上記の行為を行うことは，その使用範囲が内部的であっても，私的使用には該当せず，違法です．また私的使用に該当する場合であっても，代行業者等の第三者に依頼して上記の行為を行うことは違法となります．

JCOPY　〈出版者著作権管理機構　委託出版物〉
本書の無断複製は著作権法上での例外を除き禁じられています．複製される場合は，そのつど事前に，出版者著作権管理機構（電話03-5244-5088，FAX 03-5244-5089，info@jcopy.or.jp）の許諾を得てください．

序

　私は南国の楽園として知られる宮崎で医学を学び，東京都多摩地域という穏やかなる環境で臨床経験を積んだ．現在は都内地元で開業医としての毎日を過ごしている．恵まれた環境の中で成長することができているのは周囲の皆様の支えと応援によるところが大きい．

　私は開業医であると同時に医師国家試験予備校 MEC の Dr. 孝志郎として数多くの講義を担当している．臨場感のある診察風景とシンプルな病態解説を融合させるという講義スタイルは，デビュー当時は新しくも異質として厳しい評価にさらされたものであった．これが年月の経過とともに，親しみと共感に姿を変えて，全国の皆様に広く浸透したことは私の歓びである．最近では講義を聴いてくれた海外の医師たちが「Dr. 孝志郎はダイナミックプレゼンター！」と花束を持って私のクリニックを来訪してくれたことが記憶に新しい．

　今回は医学書院と協力し，そのイズムを書籍として世に出すことが現実の話となった．この書籍の特徴は第一に臨床症例ありきという点である．読者の皆様には第一に患者の姿を具体的にイメージするところから初め，そのうえで提示されている設問に取り組んでいただきたい．全項目を取りこぼしなく伝えるためには卓越した文章力の駆使が求められる．しかし，その手法では理論が重視されるあまり，想像力や臨床現場での適応力がないがしろにされてしまいがちである．それを克服するために本書では設問形式を積極的に取り入れた．現時点でいかにして行動すべきなのかを想像しやすいように設問内容にも工夫を凝らした．「設問形式ときたら筆記試験への対策であろう」と短絡的に考えないでほしい．設問形式とは最も効果的な参加形式なのである．

　先日「望ましい医学書の条件」という某知識人の講演を聴く機会があり，①簡潔，②単著，③読者層へのメッセージ性を重要視すべきとの結語であった．医学書院から私による単著執筆を依頼された際に「臨床症例と解説とを見開き2ページに納める」という形式を願い出たところ快諾していただいた．医学書院の懐の広さには感嘆するばかりであり，これにて①と②をクリアすることができた．③に関して言えば，内科系学会の専門医試験にチャレンジする医師たちには本書を合格の必要条件と位置付けてほしい．医学生や研修医にはマキシマムレベルの内容であり，マスターすることで大きな自信と評価を得ることになるであろう．他科の医師たちには本書が良きレヴィジオンとなることを願う．

　最後に私を育ててくれた宮崎大学恩師と，友情と苦楽をわかちあった医学部親友たち，東京都多摩北部医療センターおよび東京都立病院群の皆様，MEC に感謝を捧げたい．父親の栄一と母親のすみ子は，素養形成時代から国立大学卒業までの期間のみならず，現在はクリニック事務員という形で私を支えてくれている．これには感謝の言葉もない．なお，私の本籍地は東京都文京区白山であり，文京区本郷に拠点を構える医学書院とは良縁を感じている．

2013年5月

藤澤　孝志郎

本書の構成・利用法

Question 3

> **Question**
> Dr. 孝志郎オリジナルの臨床問題です．頻出テーマを厳選しました．

12歳の女児．顔色が悪いことを主訴に来院した．眼瞼結膜貧血様，眼球結膜に黄染を認める．左肋骨弓下に脾臓を3cm触知する．
血液所見：赤血球275万/μL，Hb 8.3 g/dL，Ht 25%，白血球9,700/μL，血小板30万/μL．
血液生化学所見：総ビリルビン4.7 mg/dL，直接ビリルビン0.7 mg/dL，ハプトグロビン測定感度以下．LDH 647 IU/L（基準286〜606 IU/L），直接Coombs試験陰性．
末梢血塗抹May-Giemsa染色標本を示す．

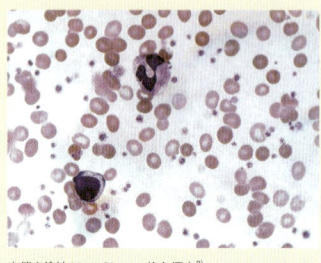

末梢血塗抹May-Giemsa染色標本[2)]

1 この疾患の特徴として正しいものはどれか．2つ選べ

- ⓐ 平均赤血球血色素濃度（MCHC）は高値
- ⓑ 先天性溶血性貧血のなかではまれな疾患
- ⓒ 脾臓摘出は禁忌
- ⓓ 尿管結石の合併
- ⓔ 感冒で貧血が悪化しやすい

さらに…

巻末正誤問題

> **巻末正誤問題**
> 一問一答形式の復習問題です．試験直前の短時間のおさらいに最適です．

消化器

自己免疫性膵炎
- ☐☐ 自己免疫性膵炎の合併疾患にMikulicz病がある ……………………… ○
- ☐☐ 自己免疫性膵炎はIgG4関連疾患である ……………………… ○

胃食道逆流症
- ☐☐ 胃食道逆流症であれば食道内視鏡で必ず異常がみられる ……………………… ×
- ☐☐ 胃食道逆流症の主要症候に嚥下障害がある ……………………… ○

原発性胆汁性肝硬変
- ☐☐ 原発性胆汁性肝硬変はERCPで数珠状胆管狭窄をきたす ……………………… ×
- ☐☐ 原発性胆汁性肝硬変の症候に強い痒みがある ……………………… ○

解法へのアプローチ
正解にいたるまでの思考プロセスを示しています．設問中のキーワードを色文字で記載しています．

病態生理
設問を解くうえで押さえておくべき病態生理をコンパクトにまとめています．

主要症候／検査／治療
主な症候，検査法，治療法をポイントを絞って解説します．

臨床アドバイス
試験対策だけではなく，Dr. 孝志郎ならではの診療のコツも伝授します．

予想問題
テーマに関連した予想問題です．Questionを解いた後にチャレンジしてみましょう．

正解 1：ⓐ，ⓔ

解法へのアプローチ
身体所見で貧血と黄疸がみられること，脾臓の腫大，間接ビリルビン増加，LDH増加，ハプトグロビン低下から細胞外溶血をきたす疾患が考えられる．末梢血塗抹May-Giemsa染色標本で特徴的な小型球状赤血球が認められるため遺伝性球状赤血球症が最も考えられる．なお，直接Coombs試験陰性なので自己免疫性溶血性貧血は否定的である．

病態生理
スペクトリン，バンド3，アンキリン，4.2蛋白など細胞骨格を構成する蛋白の異常により赤血球形態に異常をきたす．この細胞骨格の破綻は脂質二重層構造にも影響する．細胞骨格の支持を失った脂質二重層は0.2〜0.5μmの小型脂質粒子を放出するため，赤血球の膜表面積は小さくなる．これが小型球状赤血球症〔　　　〕である．前述のとおり，赤〔　　　〕層構造が劣化する〔　　　〕する際に物理的に溶〔　　　〕球浸透圧抵抗も減弱〔　　　〕ビリルビン胆石を合併

主要症候
約80％が常染色体優性遺伝．先天性溶血性貧血のなかで最も多く，罹患率は10万人あたり1人（ⓔ）．息切れや倦怠感などの貧血症状と黄疸，脾腫は多くの症例でみられる．胆囊炎による発熱や腹痛も出現しうる．ヒトパルボウイルスB19に感染すると無形成発作という重篤な貧血に陥ることが知られている．

検査
末梢血塗抹標本で特徴的な小型球状赤血球が認められる．骨髄は赤芽球系過形成像を呈する．赤血球浸透圧抵抗は減弱する．赤血球は容積を保ちつつ小型化するため，平均赤血球血色素濃度（mean corpuscular hemoglobin concentration；MCHC）は高値となり正球性高色素性貧血となる（ⓒ）．胆石症の程度によっては肝障害が出現する．白血球は軽度上昇する．

LDH上昇，AST上昇，網赤血球上昇，ハプトグロビン低下がみられる．直接Coombs試験は陰性で自己免疫性溶血性貧血との鑑別点となる．

治療
脾摘は臨床症状と検査値を改善させるため，全症例に適応となる（ⓒ）．また脾臓摘出は腫大した脾臓の外傷性破裂のリスクマネジメントにもなる〔　　　〕性脾に注意すべ〔　　　〕症状が改善し〔　　　〕く．胆石合併例〔　　　〕囊摘出術を実施〔　　　〕には肺炎球菌〔　　　〕お，本症に対して副腎〔　　　〕ステロイド薬や免疫抑制剤は無効である．

臨床アドバイス
本症では感冒時に溶血が激しくなることがあり，特に小児において重篤化する傾向がある．これはウイルスなど病原体に対抗するために脾機能が亢進するためと理解されている（ⓒ）．そのため，本症の患者には手洗いとうがいを励行し，感冒が流行する時期にはマスク着用を勧める．

予想問題
遺伝性球状赤血球症について誤っているものはどれか．1つ選べ
ⓐ 黄疸
ⓑ 息切れ
ⓒ 腹痛
ⓓ 血尿
ⓔ 家族内発生

正解 ⓓ 血尿は特徴的ではない

内科系専門医試験合格への道

1. まずは Question で腕試し
2. 解法へのアプローチ を熟読．正解にいたるまでの思考プロセスを確認しましょう
3. 設問を解くうえで欠かせない 病態生理 ， 主要症候 ， 検査 ， 治療 をチェック
4. 臨床アドバイス を読んで臨床力もアップ！
5. テーマに関連した 予想問題 を解いて復習しましょう
6. 試験直前のおさらいは 巻末正誤問題 でバッチリ！

内科系専門医試験 解法へのアプローチ 目次

序 …… iii
本書の構成と利用法 … iv

消化器 …… 1

循環器 …… 17

内分泌・代謝 …… 33

腎臓・泌尿器 …… 49

呼吸器 …… 63

血液 …… 79

神経 …… 95

アレルギー・膠原病 …… 111

感染症 …… 127

図の出典 …… 141

巻末正誤問題 …… 142

索引 …… 148

Question 1

54歳の男性．黄疸を主訴に来院した．2週間前に眼の黄染を家族に指摘されて以来，次第に増悪してきた．身長174cm，体重70kg．意識清明，体温36.2℃，脈拍72回/分・整，血圧130/88mmHg，呼吸数12回/分．眼球結膜に黄染を認める．心音と呼吸音に異常はみられない．腹部は平坦・軟で，肝・脾を触知しない．

尿所見：蛋白(-)，糖(2+)，潜血(-)．
血液所見：赤血球470万/μL，Hb 14.2 g/dL，Ht 44%，白血球8,000/μL，血小板14万/μL．
血液生化学所見：血清総蛋白9.2 g/dL，血清アルブミン4.2 g/dL，血中尿素窒素18 mg/dL，血清クレアチニン1.0 mg/dL，総ビリルビン4.7 mg/dL，AST 62 IU/L，ALT 69 IU/L，ALP 1,200 IU/L，Na 140 mEq/L，K 4.2 mEq/L，Cl 102 mEq/L．
免疫学所見：CRP 0.7 mg/dL，抗核抗体陽性，IgG 2,970 mg/dL（基準739〜1,649 mg/dL），IgA 117 mg/dL（基準107〜363 mg/dL），IgM 132 mg/dL（46〜260 mg/dL），CA19-9 27 U/mL（基準37 U/mL以下）．

腹部造影CTと内視鏡的逆行性胆管膵管造影写真を示す．

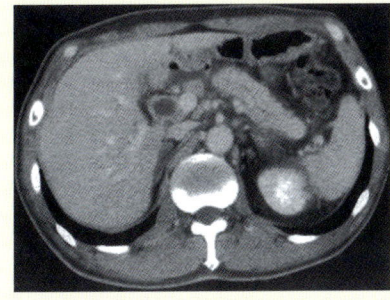
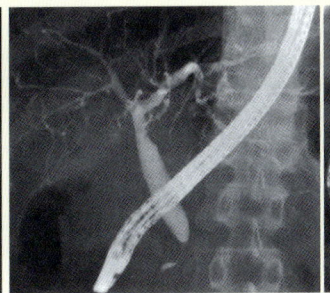

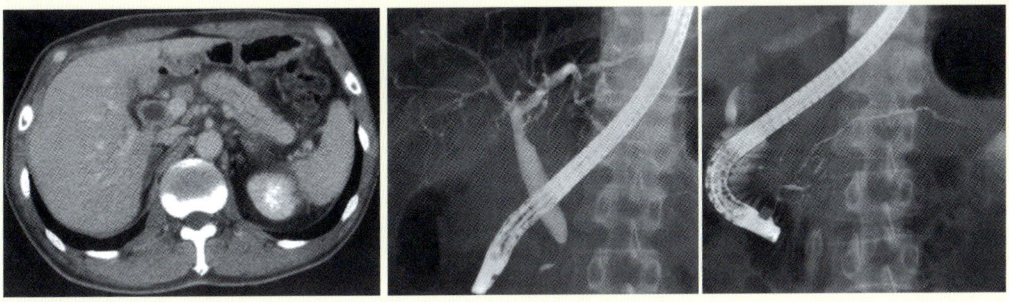

腹部造影CT[1]　　　内視鏡的逆行性胆管膵管造影写真[1]

1 この患者の病歴として最も重要なものはどれか．1つ選べ

ⓐ 唾液腺疾患の既往歴
ⓑ 過去の職業歴
ⓒ 住居移転に関する病歴
ⓓ ここ1か月のアルコール摂取歴
ⓔ 溶血性貧血の家族歴

正解 1：ⓐ

解法へのアプローチ

耐糖能異常を伴う黄疸からは膵疾患が疑われる．抗核抗体陽性とIgG上昇で自己免疫性疾患が示唆される．腹部造影CTで膵腫大と膵臓周囲の被膜様構造がみられ，内視鏡的逆行性胆管膵管造影(endoscopic retrograde cholangiopancreatography；ERCP)で主膵管と下部胆管の狭窄がみられることより自己免疫性膵炎の確定診断となる．本症は下記のとおりMikulicz病を合併することがあるので解答はⓐとなる．

病態生理 病理像ではCD4ないしCD8陽性Tリンパ球とIgG4陽性形質細胞による閉塞性静脈炎がみられ，静脈血のうっ滞により膵腫大と膵管狭窄，下部胆管狭窄が起こる．また自己免疫性膵炎はMikulicz病，硬化性胆管炎，後腹膜線維症などの多彩な膵外病変を伴い，その病態は膵と同様IgG4陽性形質細胞の浸潤である．

主要症候 中高年男性の黄疸では本症を鑑別疾患として挙げるべきである．涙腺と唾液腺の両側対称性無痛性腫脹はMikulicz病の合併を疑う．なお，病初期では無症状のこともあり，健診などで膵腫大を指摘されたことを契機に発見されることがある．

検査 膵臓の形態学的変化が診断の中核となる．腹部CTで膵臓のソーセージ様腫大と膵臓周囲の被膜様構造(capsule-like rim)がみられる．ERCPで主膵管と下部胆管の狭窄，総胆管の拡張が認められる．Mikulicz病の合併は唾液腺生検にて証明される．また，PET-CTにより膵臓および膵外病変の機能学的異常を証明することが可能となった．インスリン分泌能低下による耐糖能異常，IgGの上昇，抗核抗体の陽転は診断の参考所見となる．なお，自己免疫性膵炎の最大の鑑別疾患は膵臓癌である．そのため腹部CTは本症例のように造影剤が使用される．

治療 副腎皮質ステロイド薬の経口投与を行う．初期療法として経口プレドニゾロンを30 mg/日，3週間投与する．臨床症状の改善をみながら3か月を目安に維持量(2.5～5 mg)まで漸減する．典型的な改善例では腹部CTで膵腫大が改善し，血糖値も改善する．維持療法は最大で12か月まで続けてよい．再発例もあり，その場合は膵病変のみならず他臓器病変のことがあるため，総合的な経過観察が必要になる．なお，閉塞性黄疸に対しては内視鏡的胆道ドレナージ術(endoscopic retrograde biliary drainage；ERBD)が有効である．

臨床アドバイス

自己免疫性膵炎に伴う涙腺と唾液腺の異常はSjögren症候群の合併ではなくMikulicz病の合併であるという結論に至りつつある．そのため眼瞼や耳下腺，顎下腺の腫脹がみられた場合はむしろ抗SS-A抗体と抗SS-B抗体が陰性であることを証明し，Sjögren症候群を除外すべきである．なお，ステロイド治療後に耐糖能悪化を示す例は高齢者が多く，これは潜在的なインスリン分泌能低下によるものであろう．全体でみるとやはりステロイドを使用して膵炎の病態そのものを抑えたほうが耐糖能にとっても有益な結果をもたらすことが多い．

予想問題

自己免疫性膵炎で正しいものはどれか．2つ選べ

ⓐ 抗SS-A抗体の陽転
ⓑ 主膵管の拡張がみられる
ⓒ 膵臓の病理では閉塞性静脈炎がみられる
ⓓ 黄疸には内視鏡的胆道ドレナージが有効
ⓔ ステロイドパルス療法を行う

正解 ⓒ，ⓓ
ⓐ 合併するのはSjögren症候群ではないので陰性
ⓑ 主膵管は狭窄する　ⓔ 初期量はプレドニゾロン30 mg/日

Question 2

57歳の女性．2か月前からの胸痛を主訴に来院した．半年前に労作性狭心症に対して冠動脈ステント術と降圧薬，抗血小板薬などの投薬を受けている．2週間前に循環器内科を受診し，ホルター心電図や心筋SPECT検査などを受けたが，循環器系に新たな異常はみられなかった．家族歴に特記すべきことなし．職業は日本舞踊の指導者．ペット飼育歴はない．本人の喫煙歴はないが，亡くなった夫と現在同居している家族がヘビースモーカーとのこと．意識清明，身長162 cm，体重53 kg．脈拍78回/分・整．血圧122/78 mmHg．心音と呼吸音に異常はみられない．胸痛は深夜悪化する傾向がある．上部消化管内視鏡などの検査も行ったが異常は見出されなかった．咽頭喉頭部違和感も訴えている．

1 次にすべき検査はどれか．2つ選べ

- ⓐ 頭部造影MRI
- ⓑ 抗サイログロブリン抗体測定
- ⓒ 抗SS-A抗体と抗SS-B抗体の測定
- ⓓ 食道内24時間pHモニタリング
- ⓔ 改訂長谷川式簡易知能評価スケール

2 この疾患の主要症候として正しいものはどれか．2つ選べ

- ⓐ 悪寒戦慄
- ⓑ 嚥下障害
- ⓒ 咬合不全
- ⓓ 脂肪下痢便
- ⓔ 早朝嗄声

正解　1：ⓒ，ⓓ　2：ⓑ，ⓔ

解法へのアプローチ

狭心症治療薬服薬後の胸痛，帯をしめる日本舞踊の指導者，咽頭喉頭部違和感や耳痛，循環器疾患の増悪は否定的から胃食道逆流症（gastroesophageal reflux disease；GERD）を考える．内視鏡所見陰性なので24時間 pH モニタリングを行う．なお，Sjögren 症候群は胃食道逆流症を悪化させる．

病態生理　下部食道括約筋（lower esophageal sphincter；LES）圧は逆流防止機能である．強皮症，Ca 拮抗薬，硝酸薬，ホスホジエステラーゼ阻害薬，アミノフィリン，喫煙は LES 圧低下をきたす．また，肥満，妊娠，腹水，帯などの窮屈な衣類は胃内圧を上昇させ，本症の危険因子となる．仰臥位や過度の前屈位も胃内容物が食道側に近くなるため逆流症状の原因となる．なお，正常では胃食道接合部が横隔膜裂孔下にあるという解剖学的位置関係も重要な逆流防止機能であるため，食道裂孔ヘルニアでは本症を起こしやすくなる．

主要症候　よくみられる消化管疾患の1つ．胸やけと酸っぱい物質の口腔逆流，狭心症様の胸痛などが特徴的である．胃酸の逆流は咽頭炎や喉頭炎，慢性咳嗽や気管支喘息の悪化を引き起こす．早朝嗄声（2ⓔ）も主要症候の1つである．嚥下障害（2ⓑ）は時系列的に多彩である．つまり，胸やけが数年間持続した後に嚥下障害をきたす症例もあれば，初期症状が嚥下障害であることも珍しくない．嚥下障害自体は胃酸逆流による食道狭窄に起因するが，体重減少が加わった場合は Barrett 食道による腺癌を鑑別すべきである．

検査　病歴から疑われた際にはオメプラゾール 40 mg 分2の7日間投与で試験治療する．これにより症状が改善すれば GERD の裏付けになる．食道粘膜のびらん，潰瘍，狭窄，Barrett 化生などの形態学的変化は上部消化管内視鏡で証明される．本症例のように非びらん性胃食道逆流症（non-erosive GERD；NERD）で形態学的変化に乏しく，かつ狭心症との鑑別が必要な場合などでは食道内24時間 pH モニタリング（1ⓓ）で機能学的に逆流を証明する．

治療　治療目標は症状軽減と合併症予防，QOL の上昇である．過度の前屈位や肥満の是正，服装の改善を勧める．就寝時は頭を 10 cm 高くするだけで効果的．禁煙とし，高脂肪食やコーヒー，アルコールを控えるように指導する．オメプラゾール 20 mg 分1の8週間投与などプロトンポンプ阻害薬（proton pump inhibitor；PPI）はいずれも効果的．なお，PPI は朝食の30分前に服用する．その後は再発予防のためオメプラゾール 10 mg 分1など維持療法を行う．これらに抵抗性の場合は Nissen 法などによる手術を考慮する．

臨床アドバイス

唾液は胃酸を中和するため，本症の防御因子である．そのため Sjögren 症候群など唾液の産生低下をきたす疾患は本症を悪化させる．また重症心身障害児も本症の危険因子である．特有の筋緊張や食道裂孔ヘルニアの合併が主な理由といわれている．

予想問題

胃食道逆流症の危険因子として誤っているものはどれか．1つ選べ
ⓐ 減量
ⓑ 喫煙
ⓒ 重症心身障害児
ⓓ Sjögren 症候群
ⓔ コーヒー

正解　ⓐ 減量はむしろ症状改善させる

56歳の女性．3週間前からの皮膚瘙痒感を主訴に来院した．1週間前には皮膚が黄色いことに気づいたという．服薬歴に特記すべきことはなく，輸血歴もない．飲酒や喫煙の習慣はない．身長 160 cm，体重 58 kg．眼球結膜に黄染がみられる．右肋骨弓下に肝を 2 cm，左肋骨弓下に脾を 2 cm 触知する．

血液所見：赤血球 340 万/μL，Hb11.6 g/dL，血小板 17 万/μL．

血液生化学所見：血清総蛋白 7.4 g/dL，血清アルブミン 4.1 g/dL，総ビリルビン 2.4 mg/dL，AST 56 IU/L，ALT 65 IU/L，ALP 920 IU/L，γ-GTP 600 IU/L．

免疫学的所見：HBs 抗原陰性，HCV 抗体陰性．抗ミトコンドリア抗体 80 倍（基準値 20 倍未満）．

肝生検組織の HE 染色標本を示す．

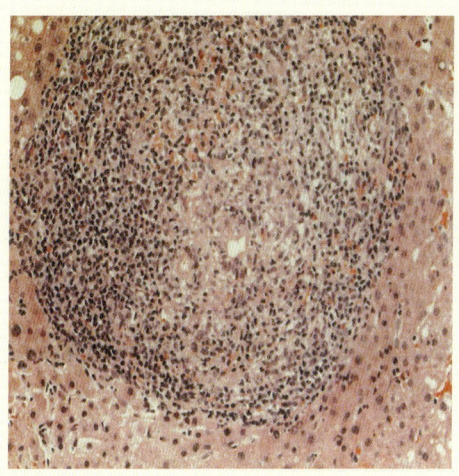

HE 染色標本[2]

1 この疾患の治療として正しいものはどれか．2つ選べ

- ⓐ インフリキシマブ
- ⓑ インターフェロンβ
- ⓒ ウルソデオキシコール酸（UDCA）
- ⓓ 脾臓摘出
- ⓔ 肝移植

正解 1：ⓒ, ⓔ

解法へのアプローチ

中年女性の皮膚瘙痒感と黄疸，胆道系酵素の上昇，抗ミトコンドリア抗体80倍，特徴的な生検像から原発性胆汁性肝硬変（primary biliary cirrhosis；PBC）を考える．治療はウルソデオキシコール酸（UDCA）と肝移植．なお，病歴からウイルス性肝炎やアルコール性肝障害は否定的．

病態生理 まず，小胆管にリンパ球が浸潤して破壊と胆汁うっ滞が起こることにより，同部（門脈域）に壊死と線維化が進行する．これは慢性非化膿性破壊性胆管炎と呼ばれ，最も早期にみられる所見．門脈域の線維化は拡大と架橋を繰り返し，ついには偽小葉を形成して肝硬変に至る．なお，日本人に関しては *TNFSF15* と *POU2AF1* が疾患感受性遺伝子として特定された．TNFSF15（tumor necrosis factor superfamily 15）は抗原提示細胞から分泌されるサイトカインでTリンパ球のTh1細胞への分化を促進する．POU2AF1（pou domain class Ⅱ-association factor 1）はBリンパ球の形質細胞への分化成熟に必要な転写因子である．*TNFSF15* と *POU2AF1* の遺伝子多型によりこれら物質が過剰に誘導され，リンパ球が異常な刺激を受けることが病態の基礎となる．

主要症候 人口100万人あたり100〜200人で女性優位，診断時年齢の中央値は約50歳．瘙痒は診断時において約半数の患者に認められ，瘙痒部に一致して色素沈着がみられる．この色素沈着は瘙痒搔破に伴う苔癬化とコレステロール代謝異常が相まって起こる．なお，コレステロール代謝異常は眼瞼や関節部の黄色腫もきたす．本症では，胆汁うっ滞のためビタミンDなど脂溶性ビタミンの吸収が低下し，骨粗鬆症による骨痛をきたす．そのほかは顕著な疲労感，黄疸，肝腫大，脾腫，腹水，浮腫など．合併疾患にはSjögren症候群や橋本病がある．

検査 患者の90％で抗ミトコンドリア抗体が陽性．IgMの高値も典型的．胆道系酵素であるγ-GTPやALPの上昇が目立ち，ALTとASTは軽度の上昇．高ビリルビン血症は肝硬変の増悪を示す．門脈圧亢進症や脾機能亢進を伴う患者では血小板減少，貧血，白血球減少が認められる．肝生検では上述した組織像を呈する．なお，自己免疫性肝炎の病理所見を伴う例が10％程度ある．この場合の治療はPBCに準じて行う．原発性硬化性胆管炎（primary sclerosing cholangitis；PSC）との鑑別に悩む場合はERCPを行う．PSCでは数珠状の胆管狭窄像がみられ，PBCではほぼ正常像であることが鑑別点．

治療 UDCA 13〜15 mg/kg/日が血液生化学所見と組織学的所見を改善する（ⓒ）．非代償性肝硬変例に至った例では肝移植を考慮する（ⓔ）．骨痛にはビスホスホネートが効果的．

臨床アドバイス

「最もつらいのは痒みだ」と訴える患者が多い．不眠を起こすようなつらい痒みがある場合は薬物治療に加えて血漿交換も考慮する．

予想問題

原発性胆汁性肝硬変の説明で誤っているものはどれか．1つ選べ
ⓐ 血清IgMの低値
ⓑ Sjögren症候群の合併
ⓒ 橋本病の合併
ⓓ 疲労感
ⓔ 色素沈着

正解 ⓐ 高値

Question 4

37歳の女性．嚥下困難を主訴に来院した．特に冷たい水やジュースを飲むと症状が悪化するという．また，就寝中の飲食物の逆流を訴えている．これらの症状は3年前からあり，次第に増悪してきた．身長155 cm，体重50 kg．胸腹部に異常所見は認められない．
血液所見：赤血球 422万/μL，Hb 13.5 g/dL，白血球 6,100/μL．
血液生化学所見：血清総蛋白 7.4 g/dL．
上部消化管造影写真を示す．

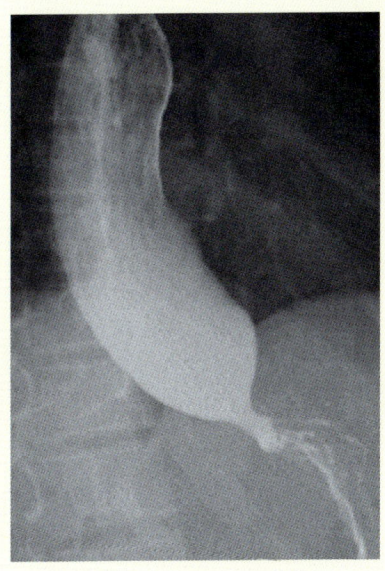

上部消化管造影写真[3)]

1 この患者の症候で誤っているものはどれか．1つ選べ

ⓐ 咳
ⓑ 酸味のある口内逆流
ⓒ 起床時の寝具の汚れ
ⓓ 胸痛
ⓔ 体重減少

正解　1：ⓑ

解法へのアプローチ

冷水で悪化する嚥下困難，就寝時の逆流症状，食道下部のくちばし様狭窄像と口側の食道拡張像から食道アカラシアを考える．食道内容物の逆流なので逆流物に酸味はない．

病態生理　食道壁のAuerbach神経叢が変性して蠕動不全が起こる．特に下部食道括約筋（lower esophageal sphincter；LES）部ではVIP（vasoactive intestinal polypeptide）含有ニューロンの減少やVIP組織内濃度の低下が目立ち，これが下部食道括約筋の弛緩不全に関与すると理解されている．なお，これら神経障害の原因は不明．

主要症候　わが国での年間発生率のデータはなく，海外での年間発生率は10万人あたり約1人．すべての年齢層に幅広く発症する．男女比はないといわれるが，わが国ではやや女性に多いとの意見がある．嚥下障害，体重減少，食道内容物の口内逆流，咳，胸痛，冷水摂取での症状悪化が代表的（ⓐⓓⓔ）．嚥下障害は早期から起こり，ストレスや早食いで悪化する．体重減少は栄養不良に起因．口内逆流は就寝時に多く，逆流物に酸味がないことが特徴的かつ胃食道逆流症との鑑別点である．食道内容物の呼吸器への逆流は咳や肺炎の原因となる．加えて拡張した食道が気管と気管支を圧迫することも呼吸器症状の増悪因子である．胸痛には食道の異常収縮が関与しているのではないかという見方が強まっている．

検査　食道造影検査で形態学的変化を評価することができる．すなわち下部食道のくちばし様狭窄とそれより口側の食道拡張が認められ，造影剤の排出遅延が認められる．「食道アカラシア取扱い規約，第4版」文献1)では造影像を「拡張の型」と「食道長軸に直交する最大食道横径」の2項目で分類している．前者は直線型，シグモイド型に分類されており，後者はⅠ度（～35 mm未満），Ⅱ度（35 mm以上60 mm未満），Ⅲ度（60 mm以上）に分類されている．食道内圧検査はLESの機能学的変化を評価するために行う．診断の必須所見はLES弛緩残圧8 mmHg以上と一次蠕動波の消失である．

治療　手術リスクが低い患者には腹腔鏡下手術を第一選択とする．食事30分前のニトログリセリン0.3～0.6 mg舌下投与やニフェジピン10～20 mg経口投与は初回改善率が高く，手術までのつなぎとして有効である．なお，これら薬物は耐性形成するため長期投与は難しい．何らかの理由で手術ができない場合には内視鏡的バルーン拡張術が効果的．これは低侵襲で複数回の治療が可能であり，初回治療の有効率も高い．ただしLES圧が30 mmHgを超える患者では無効例が目立つ．経口内視鏡的筋層切開術（per-oral endoscopic myotomy；POEM）は体表に創痕をつくらない治療法で，期待されながら症例を重ねている．

臨床アドバイス

本症には食道癌が合併しやすいことが知られている．そのため嚥下障害や体重減少が増悪した場合は内視鏡検査をすべき．術後に癌を発症した患者の報告もあるため，定期的な内視鏡検査も必要と思われる．

予想問題

食道アカラシアの説明で正しいものはどれか．2つ選べ

ⓐ 食道壁VIPニューロンの変性
ⓑ 常染色体優性遺伝
ⓒ 治療の第一選択は内視鏡的バルーン拡張術
ⓓ ニフェジピン投与は長期予後を改善
ⓔ 食道癌のリスクファクター

正解　ⓐⓔ
ⓑ 遺伝に関しては不明　ⓒ 第一選択は腹腔鏡下手術　ⓓ 薬物はすぐに耐性形成する

文献
1) 日本食道学会（編）：食道アカラシア取扱い規約，第4版．金原出版，2012

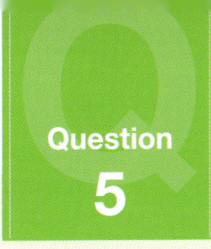

50歳の男性．突然の胸痛と心窩部痛を主訴に救急車にて来院した．40分前に会社の宴会で深酒をしており，気持ちが悪くなってトイレで吐いていたところ，突然の胸痛を自覚したという．体温37.8℃，血圧120/70 mmHg，脈拍96回/分・整，呼吸数20回/分．SaO₂ 95%（室内気）．左肺胞呼吸音と左声音振盪が減弱している．

1 確定診断に有効な検査はどれか．2つ選べ

　　ⓐ 胸腔ドレナージ
　　ⓑ 上部消化管内視鏡
　　ⓒ 肺動脈造影
　　ⓓ 水溶性造影剤による食道造影
　　ⓔ 気管支鏡

2 この疾患であることを示唆する身体所見として正しいものはどれか．1つ選べ

　　ⓐ 胸部の点状出血
　　ⓑ 頸部の握雪感
　　ⓒ 腹部板状硬
　　ⓓ 粘血便
　　ⓔ 左第2肋骨の膨隆

正解　1：，ⓓ　2：ⓑ

解法へのアプローチ

飲酒中の嘔吐に伴う激しい胸痛，左側の肺胞呼吸音低下，左側の声音振盪減弱から特発性食道破裂（Boerhaave症候群）を考える．診断には水溶性造影剤による食道造影と胸腔ドレナージが有効．本症は頸部皮下気腫を伴うことがあり頸部握雪感が正解．なお，左第2肋骨の膨隆（2）は肺動脈性肺高血圧症の所見．

病態生理　典型例では，嘔吐による食道内圧の上昇により胸部下部食道左壁が破裂する．同部は筋層が薄く，かつ周囲の支持組織を欠くため破裂しやすい．なお，医療器具挿入や交通外傷による食道破裂の報告もある．縦隔胸膜が損傷して胸腔内と交通したものを胸腔内穿破型と呼び，縦隔胸膜が保たれて病変が縦隔内に限定されるものを縦隔内限局型と呼ぶ．外科専門領域の見地からは両者への対応は分けるべきとの意見がある．そのため本項ではあくまでも研修医や一般医による初期対応に重点を置いて述べる方針とする．

主要症候　突然の胸痛や心窩部痛が代表的で，飲酒に伴う嘔吐を繰り返している際に発症しやすい．痛みは嚥下と呼吸で悪化する傾向がある．頸部の握雪感は皮下気腫を疑う．聴診では縦隔破裂音の聴取と病側の肺胞呼吸音低下が認められる．呼吸困難と肺胞呼吸音の低下がみられた場合は食道内容物の胸腔内貯留によるもののほか，気胸の合併も念頭に置くべき．時間の経過とともに発熱した場合は二次感染による急性膿胸や縦隔膿瘍の可能性がある．

検査　原則として胸部単純X線写真，胸部CT，水溶性造影剤による食道造影という順序で検査する．胸部単純X線写真では胸水貯留や皮下気腫，気胸を確認することができる．縦隔気腫や縦隔膿瘍の検出に関しては胸部CTのほうが優れる．水溶性造影剤による食道造影で食道外へのリークがみられた場合は確定診断とする．なお，上部消化管内視鏡検査は手技中の誤嚥や医原性緊張性気胸のリスクとなるため必須検査とはしない（1ⓑ）．

治療　来院時の初期治療としては緊張性気胸や急性膿胸のリスクを減じるため胸腔ドレナージを実施する．なお，縦隔内限局型に対しても胸腔ドレナージを実施してよい．なぜならば，縦隔内限局型でも遅発性胸腔内穿破や炎症性胸水貯留を起こす可能性があるからである．食道破裂から24時間以上が経過すると組織損傷が重篤化して縫合不全を起こしやすくなる．そのため本症は診断がつき次第，緊急手術適応と考えて外科医にコンサルテーションする．縦隔内限局型で全身状態が良好なものは結果として保存的治療になることもあるが，その判断は外科医に一任すべき．

臨床アドバイス

特発性食道破裂の症状は急性心筋梗塞や急性膵炎でみられるものと似ている．そのため初回診察時の正診率が低く，診断までに長時間をかけてしまう症例が少なくない．迅速かつ的確に診断し，救命するための一番の鍵は「特発性食道破裂という疾患の存在をよく学んでおくこと」であることを記載しておく．

予想問題

特発性食道破裂の臨床症候として合致するものはどれか．1つ選べ
ⓐ 高血圧に伴う背部痛
ⓑ 呼吸で悪化する胸痛
ⓒ 左側腹部の皮下出血
ⓓ 激しい腹痛に伴う鮮血便
ⓔ 椎体の叩打痛

正解　ⓑ
ⓐ 急性大動脈解離でみられる　ⓒ 急性膵炎でみられる　ⓓ O157大腸菌感染症でみられる　ⓔ 癌の椎体転移や圧迫骨折などでみられる

Question 6

57歳の女性．会社の健康診断で腹部超音波の異常を指摘されたため来院した．身長160 cm，体重52 kg．既往歴や家族歴に特記すべきことなし．腹部は平坦・軟で，圧痛や筋性防御はみられない．
血液所見：Hb 12.9 g/dL，白血球 5,900/μL．
血液生化学所見：総ビリルビン 0.7 mg/dL，AST 30 IU/L，ALT 32 IU/L，γ-GTP 47 IU/L．
免疫学所見：CRP 0.2 mg/dL，CA 19-9 20 U/mL（基準37 U/mL以下）．
健康診断時の腹部超音波所見（A，B）を示す．
また，MRCP（MR胆管膵管造影）を実施したところ以下の所見を得た．

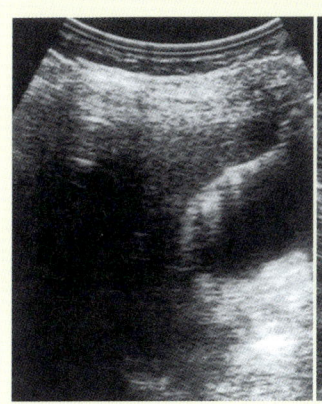
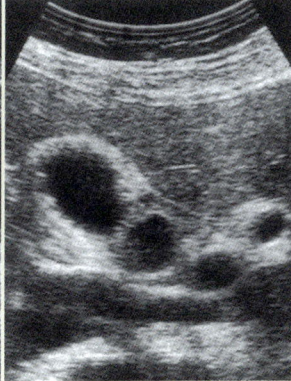
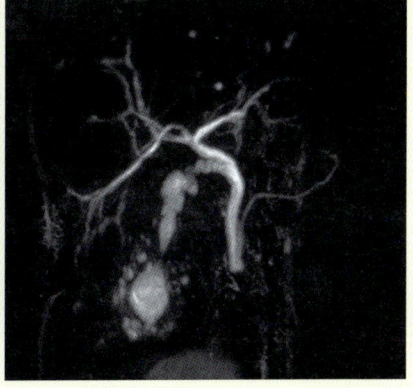

腹部超音波所見（A）[4]　　腹部超音波所見（B）[4]　　MRCP所見[5]

1 この患者の説明として正しいものはどれか．1つ選べ

ⓐ 緊急手術が必要
ⓑ 胆石の合併リスクは低い
ⓒ 内視鏡的ドレナージが必要
ⓓ 抗ウイルス薬の投与が必要
ⓔ まずは経過観察とする

正解 1：ⓔ

解法へのアプローチ

無症状，腹部超音波でコメット様エコーと胆嚢の分節肥厚，MRCP で胆嚢体部から底部にかけて小嚢胞様構造の高信号域が多数みられることから胆嚢腺筋腫症が疑われる．

病態生理 胆嚢の粘膜上皮が胆嚢壁筋層に憩室様嵌入した構造物を Rokitansky-Aschoff 洞（RAS）と呼び，これが増生した疾患である．胆嚢内腔圧の上昇により胆嚢壁が陥没することが原因の1つと考えられている．すべての胆嚢疾患の約5%を占めており，胆嚢摘出者の約10%に本症が認められるともいわれる．本症はその形態によりびまん型（generalized：G型），分節型（segmental type：S型），底部限局型（fundal type：F型）に分類される．最も多いタイプは胆嚢頸部や体部が肥厚してひょうたん型を呈する分節型である．分節型では形態学的に二房性変化となることから内腔が狭小化し，胆汁の流れが悪くなる．そのため底部に胆石が出現するリスクが高い（ⓑ）．

主要症候 無症状から軽度の鈍痛程度で，健康診断で指摘されることが多い．胆石合併症では急性胆嚢炎の症状が出現することがある．すなわち発熱，黄疸，右季肋部〜上腹部痛である．

検査 腹部超音波検査が最も簡便で有効な検査法である．腹部超音波にて胆嚢の分節肥厚がみられる．壁内結石を有する症例ではコメット様エコーが認められる．同時に胆嚢底部に胆石が存在するかどうかもチェックする．MRCP では小嚢胞様構造の高信号域が認められる．胆嚢癌との鑑別のため CA 19-9 も測定する．

治療 無症候性のものは経過観察とする（ⓐ）．胆嚢炎合併例や胆嚢癌との鑑別が困難な場合は手術が考慮される．現在は腹腔鏡下胆嚢摘出術が主流であるが，胆嚢壁の肥厚や周辺組織との癒着が高度な場合は開腹手術となる．

臨床アドバイス

胆嚢癌との鑑別目的で胆汁細胞診，超音波内視鏡，腹部造影 CT，内視鏡的逆行性胆管膵管造影（ERCP）が実施されることがある．それでもなお悪性疾患との鑑別が難しい場合は胆嚢摘出術による病理診断が実施される．胆嚢は粘膜筋板や粘膜下層が欠如していることから胆嚢癌が浸潤しやすいため，臨床判断として手術が実施されることがある．なお，胆嚢腺筋腫症であれば病理組織標本の長さ 1 cm 以内に RAS が 5 個以上増生しており，その部位の壁が 3 mm 以上肥厚している．以下に典型的な病理標本を提示しておく．

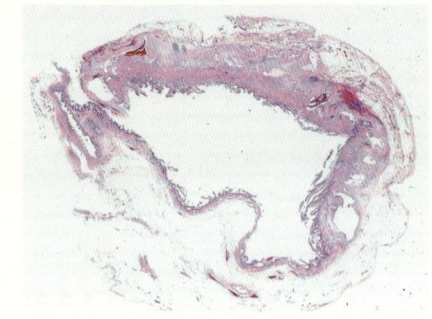

病理標本[6]

予想問題

胆嚢腺筋腫症で正しい説明はどれか．2つ選べ

ⓐ Rokitansky-Aschoff 洞の増生がみられる
ⓑ 病態は自己免疫によるものである
ⓒ 胆嚢癌と鑑別困難な症例は手術が適応になる
ⓓ 内視鏡的ドレナージが適応になる
ⓔ 敗血症性ショックで受診する率が高い

正解 ⓐ，ⓒ
ⓑ 胆嚢内圧上昇説が支持されている　ⓓ これは急性化膿性胆管炎の治療　ⓔ 健診で指摘される例が多い

Question 7

61歳の男性．持続性の強い腹痛を主訴に来院した．5時間前に突然強い腹痛が出現し，改善しないため救急車にて来院した．腹部は全体的に膨隆し，腸雑音は微弱．腹部全体に圧痛があるが，反跳痛や筋性防御に関しては判断が難しかった．既往歴に慢性心房細動がある．父親が心筋梗塞で死亡している．飲酒や喫煙の習慣はない．服薬歴に特記すべきことなし．体温38.1℃，脈拍94回/分・不整，血圧92/50 mmHg，呼吸数20回/分．
血液所見：赤血球470万/μL，白血球17,000/μL，血小板15万/μL．
血液生化学所見：血中尿素窒素41 mg/dL，血清クレアチニン1.5 mg/dL，Na 137 mEq/L，K 4.4 mEq/L，Cl 97 mEq/L，CRP 4.4 mg/dL．
動脈血ガス分析（自発呼吸，室内気）：pH 7.41，PaO_2 79 torr，$PaCO_2$ 29 torr，HCO_3^- 18 mEq/L．
腹部造影CTを示す

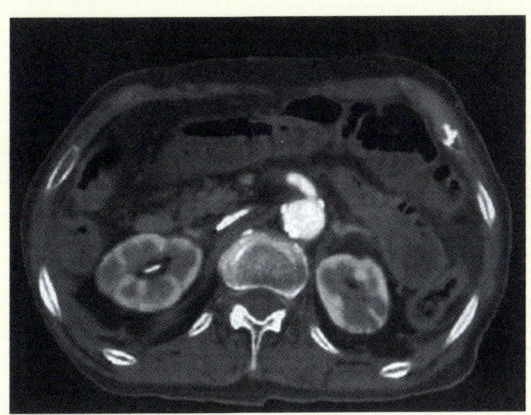

腹部造影CT[7)]

1 この患者で最適な対処はどれか．1つ選べ

ⓐ 動脈内ステント留置術を実施する
ⓑ 全身麻酔と脊椎麻酔にて緊急開腹手術する
ⓒ 全身麻酔にて緊急開腹手術する
ⓓ ヘパリン投与で様子をみる
ⓔ スコポラミン投与で痛みが改善すれば帰宅させてよい

正解 1：c

解法へのアプローチ

突然の強い腹痛，慢性心房細動の既往歴，虚血性心疾患の家族歴，腹部造影CTの上腸間膜動脈閉塞像と腸管造影欠損像，アニオンギャップ開大から上腸間膜動脈閉塞症を疑う．現時点で血圧が低くショックに陥っているため，血圧低下のリスクがある脊椎麻酔は不適切．この症例では全身麻酔のみで緊急開腹手術とすべきである

病態生理 上腸間膜動脈が閉塞することに起因する虚血性腸疾患．主な原因が塞栓症や血栓症であるため，本症は高齢者に好発する．なお，塞栓症のほうが血栓症に比べてやや多い．上腸間膜動脈には解剖学的な個人差がよくみられるため，さまざまな臓器や組織の虚血を伴うことも珍しくない．たとえば上腸間膜動脈から総肝動脈が分枝している症例では腸管虚血に加えて肝不全を伴う可能性もある．

主要症候 高齢者の突然かつ持続性の腹痛が典型的．腸管虚血により腸蠕動音は低下する．心房細動や虚血性心疾患，四肢の血栓塞栓症の病歴は本症のリスクと考えるべきである．腸の壊死が始まると下血とともに敗血症性ショックを伴う．すなわち体温上昇，脈拍上昇，血圧低下，呼吸数上昇がみられる．このように重篤な腸管壊死をきたす疾患であるにもかかわらず，初期では腹膜刺激症状に乏しく，これが本症の早期診断を困難なものにしている．

検査 腹部造影CTで上腸間膜動脈の造影欠損像と広範な腸管造影欠損像をみることができる．特にMDCTでは冠状断や矢状断などのmultiplanar reformation（MPR）像が作成可能で詳細な血管走行を評価できるようになったため，診断のみを目的とした選択的上腸間膜造影は実施されなくなってきている．血液検査では白血球数上昇やCRP上昇，LDH上昇がみられるが感度，特異度ともに低いといわざるをえない．なお，組織壊死による代謝性アシドーシスに陥るためアニオンギャップは開大する．

治療 緊急開腹手術が適応になる（c）．標準術式は血栓除去やバイパス術による血行再建術と壊死腸管の切除である．確定診断できないまま緊急開腹となり，上腸間膜動脈の拍動が消失していることを確認して診断に至るケースもある．無論本症のように診断が難しい疾患は，緊急開腹術による確定診断も肯定されるべきものである．なお，IVRによる血栓除去術やバルーン血管拡張術，血栓溶解療法を先行させることにより，壊死腸管の切除範囲を減らすことができるとの報告がある．

臨床アドバイス

本症の年間発生率は腹部大動脈瘤破裂よりも高いのではないかという報告もある．この点を踏まえると，中高年患者の急性腹症の鑑別には腹部大動脈瘤破裂に加えて本症も挙げるべきであろう．実際の救急現場では，急性腹症の患者は「軽傷」と判断されて帰宅の途につくことが多い．しかし，その判断は本症のように緊急性が高い疾患を除外した後に下されるべきである．

予想問題

上腸間膜動脈閉塞症を示唆する因子として誤っているものはどれか．1つ選べ
- a 高齢者
- b 心房細動の既往歴
- c 突然の発症
- d 発症初期からの反跳痛
- e 虚血性心疾患の既往歴

正解 d 発症初期は腹膜刺激症状に乏しい

Question 8

69歳の女性．腹痛と嘔吐を主訴に徒歩で救急外来を受診した．昨日の昼ごろに悪心が出現したため，自宅安静で様子をみていた．しかし，状況は改善せず，今朝には嘔吐が始まったという．身長158 cm，体重45 kgで顔貌は無欲様．体温37.5℃，脈拍90回/分・整，血圧120/70 mmHg．腹部は膨隆し，腸雑音は金属様を呈している．右下腹部から右大腿内側と右膝に放散する痛みが認められる．反跳痛は軽度だがみられた．肝・脾を触知しない．家族歴に特記すべきことなし．腹部の手術歴はない．出産歴は4回．

血液所見：赤血球 437万/μL，白血球 9,000/μL，Hb 13.3 g/dL，Ht 39.3%，血小板 18万/μL．
血液生化学所見：血清総蛋白 7.0 g/dL，Alb 4.0 g/dL，総ビリルビン 0.8 mg/dL，AST 12 IU/L，ALT 13 IU/L，血中尿素窒素 17 mg/dL，血清クレアチニン 0.6 mg/dL，Na 140 mEq/L，K 4.0 mEq/L，Cl 100 mEq/L．

腹部単純X線写真と骨盤部単純CTを示す．

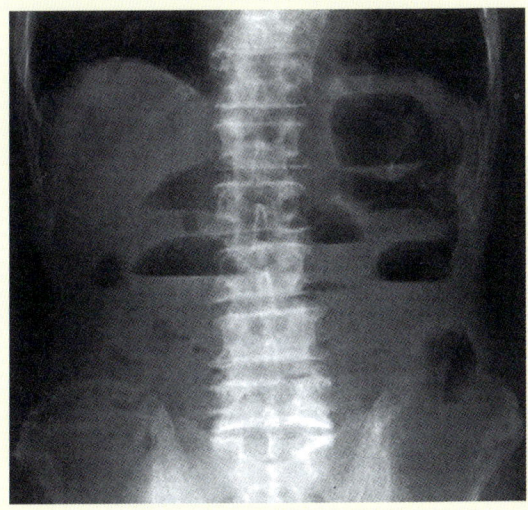

腹部単純X線写真[8]

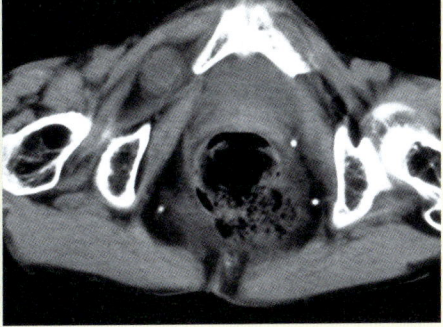

骨盤部単純CT[9]

1 治療として最適なものはどれか．1つ選べ

ⓐ 経過観察
ⓑ 穿刺ドレナージ
ⓒ 注腸造影
ⓓ 大腸内視鏡での整復
ⓔ 緊急手術

正解 1：

解法へのアプローチ

まずは**腹痛**，**嘔吐**，**金属様腸雑音**，**腹部単純X線写真のniveau所見**よりイレウスを考える．そのうえで**やせ型の高齢女性**，**多産**，**骨盤部CTで閉鎖管内に腸管陰影がみられること**より閉鎖孔ヘルニアの診断とする．閉鎖孔ヘルニアによるイレウスをきたしている症例で，根本的治療のため手術を実施する．

病態生理 閉鎖管とは骨盤前壁の閉鎖膜，内閉鎖筋，外閉鎖筋，腹膜側の骨性膜に囲まれた空間のことである．腹膜側の骨性膜には閉鎖神経や閉鎖動静脈が走行するための貫通孔が存在しており，これを閉鎖孔と呼ぶ．この閉鎖孔をヘルニア門として腸管が逸脱したものが閉鎖孔ヘルニアである．本症は高齢女性，多産，やせ型の患者に好発する．この理由としては女性の骨盤が広くて閉鎖管が大きいこと，多産や老化によって骨盤組織が脆弱化していること，体重減少により脂肪組織が減少して閉鎖管が拡大していることが挙げられる．なお，腸管の嵌頓形態は2つに分類される．腸管ループが嵌頓するものが全係蹄型であり，腸管壁の一部が嵌頓するものがRichter型である．Richter型は自然軽快することがあるが，そうでない場合は診断が難しいことから発見が遅れて腸管壊死となることも少なくない．

主要症候 開腹術の既往歴がない女性の腸閉塞をみた際には必ず本症を鑑別に挙げるべきで，これが早期診断に最も重要とする専門家もいる．病側を大腿屈曲位にすると閉鎖神経が圧迫されて大腿内側や膝にかけて痛みや痺れが出現し，これをHowship-Romberg signと呼ぶ．大腿内側に腫瘤を触れることがある．

検査 骨盤部CTにて内外閉鎖筋の筋層間に逸脱腸管が認められる．逸脱腸管陰影は腫瘤様と表現される．CTは高齢女性でも容易に実施可能であり，本症の早期診断に最も有効と考えてよい．造影CTでは腸管虚血の情報も得ることができる．すぐにCTが実施不可能な状況下では超音波を使用する．超音波でも逸脱腸管とヘルニア嚢の描出が可能であり，ドプラで血流状態も把握することが可能．ただし，ヘルニア門の詳細な情報や逸脱腸管と腹腔内腸管との連続性を得るには高度の技術が求められる．なお，本症は両側性の場合が少なくないことも記載しておく．

治療 標準治療は緊急手術()．

臨床アドバイス

Howship-Romberg signは座学としては有名な所見である．しかしながら，その陽性率は15〜90％と報告者によってバラツキがある．これは大腿内側の腫瘤触知についても同様で，実際に閉鎖孔ヘルニアを視診や触診のみで診断することは難しい．本症の診断にCTや超音波が導入されていなかった時代の術前診断率が極めて低かったという史実からも身体診察で診断することの難しさがうかがえる．本症の早期診断にはCTや超音波などの画像所見に精通していることが必要不可欠といえる．

予想問題

閉鎖孔ヘルニアの説明として正しいものはどれか．2つ選べ
ⓐ 肥満者に好発
ⓑ 両側性発症
ⓒ 若年男性に好発
ⓓ Dauglas窩に腸管が嵌頓する
ⓔ 視診・触診で診断しにくい

正解 ⓑ，ⓔ
ⓐ やせ型に発症しやすい　ⓒ 高齢女性に好発する　ⓓ 内外閉鎖筋の間隙に腸管が嵌頓する

Question 1

28歳の女性．左手の痺れと全身倦怠感を主訴に来院した．1年ほど前から微熱と全身倦怠感を自覚していた．パソコンのキーボードを打ったり，料理をつくる最中に左手が痺れて冷たくなる傾向がある．左橈骨動脈拍動は微弱で左鎖骨下動脈領域に血管雑音が認められる．

尿所見：蛋白(−)，糖(−)，潜血(2+)．
血液所見：赤沈 90 mm/時，赤血球 370万/μL，Hb 10.0 g/dL，白血球 10,000/μL，血小板 44万/μL．
免疫学的所見：CRP 7.7 mg/dL，抗核抗体陰性．
大動脈血管造影写真を示す．

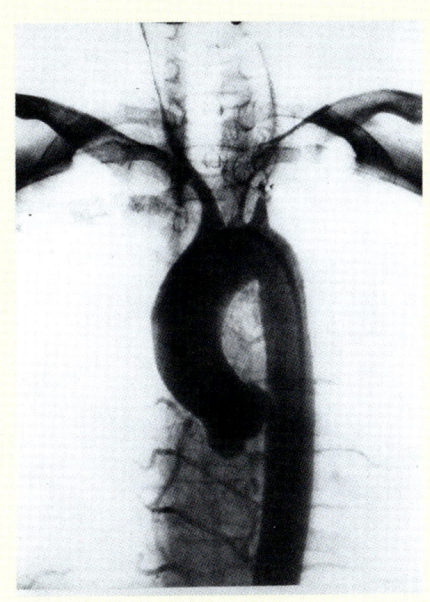

大動脈血管造影写真[1]

1 この疾患に特徴的な症候はどれか．2つ選べ．

ⓐ 腹痛
ⓑ 脾腫
ⓒ 口腔内乾燥
ⓓ めまい
ⓔ 顔面の発汗低下

正解 1：, ⓓ

解法へのアプローチ

若い女性の不明熱，手の痺れと血管雑音，脈拍微弱，赤沈亢進とCRP上昇から高安動脈炎が疑われる．血管造影での左鎖骨下動脈閉塞が確定診断となる．なお，尿潜血は腎障害を示唆している．

病態生理 ウイルス感染などにより弾性型動脈の中膜と栄養血管にMICA抗原が発現する．これにγδT細胞が誘導され浸潤する病態モデルが支持されている．γδT細胞とは，δ鎖とγ鎖からなるT細胞受容体（T cell receptor；TCR）をもち，細胞傷害物質perforinを放出する1種のキラー細胞である．これらにより中膜では弾力線維の破壊と線維化，平滑筋細胞の壊死が起こる．内膜の肥厚と線維化もみられるが，これは二次的な変化と考えられている．外膜には炎症性の肥厚が認められる．病変は大動脈分枝の起始部に好発し，多彩な臓器障害を起こす．なお，本症の遺伝的素因の1つとして*HLA-B52*との相関が指摘されている．この遺伝子の近傍に*MICA*遺伝子が存在していることは興味深い事実である．

主要症候 血管狭窄症状より先に不明熱，全身倦怠感，食思不振，体重減少がみられることが多い．最多の血管病変は鎖骨下動脈狭窄で，手の痺れや冷感，橈骨動脈拍動微弱をきたす．鎖骨下動脈盗血症候群は失神やめまい（）の原因になる．腎性高血圧は半数以上の症例に合併して急性冠症候群や脳卒中のリスクとなり，本症の主な死因となる．なお，血圧の左右差も出現しうる．説明しがたい多彩な全身症状をみたら，本症を鑑別に挙げることも重要である．

検査 動脈造影にて血管狭窄や閉塞，動脈瘤，側副血行路などの特徴的所見を証明する．動脈造影上の異常所見頻度としては，鎖骨下動脈が90％以上と最多で，総頸動脈と腹部大動脈がそれに続く．造影CTもよいが形態学的変化をより詳細に評価したい場合はカテーテル造影やMRI血管造影が望ましい．血液データでは赤沈の亢進，CRP上昇，軽度貧血，免疫グロブリンの非特異的な上昇をみる．

治療 プレドニゾン40～60 mg/日投与により症状が改善する．本症には外科的治療の適応もあり，腎動脈狭窄への外科的治療は高血圧を改善させ脳卒中のリスクを低下させる．そのほか，該当する血管病変への外科的治療も臓器や四肢の虚血と障害を改善させる．なお，外科治療は糖質コルチコイドで炎症を抑制した後に実施されるべきであるが，緊急の場合はその限りではない．プレドニゾンに治療抵抗性の症例には週25 mgまでのメトトレキサートが使用可能．

臨床アドバイス

本症では難治性の腹痛をきたすことがあり腹部血管病変に起因する（ⓐ）．腹痛は前述した食思不振や体重減少を悪化させるため無視できない臨床所見である．症状に反して画像所見では腹腔動脈や上腸間膜動脈の狭窄像を得がたいため，本症では時として画像所見よりも患者の声に耳を傾けることがより重要である．

予想問題

高安動脈炎の死因について多いものはどれか．2つ選べ
ⓐ 脳卒中
ⓑ 心不全
ⓒ 上肢虚血
ⓓ 気管支喘息
ⓔ 上行結腸癌

正解 ⓐ, ⓑ
ⓒ 症状としては多いが死因にはならない　ⓓ 肺動脈狭窄の報告はあるが喘息は本症と関係がない　ⓔ 本症と関連性がない

Question 2

42歳の女性．繰り返す失神と不明熱を主訴に来院した．3か月前から37℃台の発熱が持続しているという．1週間前に突然目の前が暗くなり，気がついたら倒れていたため近医を受診した．そのときに心電図検査を行ったが異常は見出されなかった．身長162 cm，体重57 kg．体温37.4℃，脈拍80回/分・整，血圧130/70 mmHg．心音と呼吸音に異常はない．家族歴と生活歴に特記すべきことなし．職業は専業主婦．ペット飼育歴はない．出産歴は1回で流産歴はない．突然手指が白くなることがあり，冷え症と言われたことがある．

1 この患者の身体診察で最も注意すべきポイントはどれか．1つ選べ

- ⓐ 臍周囲の皮下出血
- ⓑ 腎動脈付近の血管雑音
- ⓒ 体位変換しての心音聴取
- ⓓ 呼気時の前胸部呼吸音
- ⓔ 頸静脈の呼吸性変動

2 確定診断に有効な検査はどれか．1つ選べ

- ⓐ ホルター心電図
- ⓑ 心臓超音波検査
- ⓒ 腹部造影CT
- ⓓ 心臓カテーテル検査
- ⓔ 腎動脈造影

正解　1：ⓒ　2：ⓑ　禁忌：ⓓ

解法へのアプローチ

中年女性の失神，不明熱，Raynaud現象から心臓粘液腫を考える．本症の心雑音は体位によって変動する．確定診断は心臓超音波検査で行う．なお，粘液腫が存在する心腔内部でのカテーテル操作は腫瘍塞栓のリスクとなるため禁忌．

病態生理　原発性心臓腫瘍のなかで最多．20〜50歳代の女性に好発する．たいていは卵円窩近傍の心房中隔から発生し，左心房内に拡大していく．腫瘍はゼラチン様で軟らかく，血管結合組織からなる茎をもつことが多い．腫瘍内部はグリコサミノグリカンの基質と腫瘍細胞が混在している．本症の多くは孤発性だが，全体の10％程度は家族性で常染色体優性遺伝形式をとる．なお，家族性のものは粘液腫以外にもさまざまな疾患を合併する．たとえばCarney複合では色素性母斑やCushing症候群などの内分泌異常を合併しうる．粘液腫は閉塞による循環障害をきたしやすい．最もよくみられる病態としては腫瘍が僧帽弁口を塞ぐ狭窄症や，腫瘍による弁障害に起因する閉鎖不全症である．腫瘍の崩壊による物理的な塞栓症もしばしば問題となる．そしてこれらの病態は常に突発的に起こる．

主要症候　典型的には突然の失神や心不全による息切れが認められる．心雑音は体位によって変動しうる（1 ）．腫瘍がIL-6を産生するため不明熱や体重減少，関節痛，倦怠感，発疹なども出現する．なお，IL-6は関節リウマチでも高く，症候や血液所見に共通点があることは興味深い．腫瘍塞栓はRaynaud現象や腎梗塞症状，脳梗塞症状を起こす．本症で突然の胸痛をきたした場合は腫瘍塞栓による急性心筋梗塞を鑑別しなければならない．

検査　経胸壁心臓超音波や経食道心臓超音波が診断に有効．超音波は腫瘍径や付着部位を判定することができるため，外科的切除術を考慮するうえでも重要である（2 ）．MRIでは腫瘍径のほかに組成や表面性状の情報も得ることができる．心臓カテーテル検査は腫瘍塞栓のリスクを高めるため必須とはいえない（2 ⓓ）．心電図は正常のこともあり有益な情報は得がたい（2 ⓐ）．血液検査では白血球数上昇，貧血，赤沈亢進，高γグロブリン血症などの炎症所見が認められる．血小板値は上昇例も低下例も報告されている．

治療　本症は診断がつき次第手術を行う．これは塞栓症や失神，突然死を防ぐためである．手術は体外循環を用いて心臓を停止して行う．心臓を切開して腫瘍を中隔や茎も含めて摘出する．弁が腫瘍によって破壊されている場合は同時に弁置換術も行う．弁機能障害や塞栓症などの後遺症がなければ術後の心機能は良好．なお，孤発性例の再発は1％で，原因は切除不十分による．

臨床アドバイス

心臓粘液腫は感染性心内膜炎との鑑別が重要である．不明熱，倦怠感，塞栓症状など共通する症状が多く，注意して鑑別する必要がある．加えて本症は点状出血もきたすことがあり，これもまた感染性心内膜炎と紛らわしい．

予想問題

心臓粘液腫について正しいものはどれか．1つ選べ
ⓐ 原発心臓腫瘍のなかで頻度が最も低い
ⓑ 治療の第一選択は放射線
ⓒ 遺伝性はない
ⓓ 血液培養が陽性となる
ⓔ 腫瘍がIL-6を産生する

正解　ⓔ
ⓐ 最多である　ⓑ 手術療法　ⓒ 常染色体優性遺伝形式をとるタイプが存在する　ⓓ 感染性心内膜炎では陽性となる

Question 3

29歳の男性．右下肢の痛みを主訴に来院した．半年前から歩行時の痛みを自覚していたが，休むと軽快するため放置していた．ここ2週間は痛みを感じるまでの歩行距離が短くなり，安静時痛まで出現するようになったため来院した．身長172 cm，体重70 kg．右下腿には発赤が認められ，発赤部には皮下索状物と圧痛が認められる．この皮下索状物は本人も自覚しており，この3か月間は消褪と出現を繰り返しているという．既往歴と家族歴に特記すべきことはない．職業はIT関連企業の会社員．アルコールは機会飲酒．喫煙歴は30本/日を10年間．右大腿動脈造影写真を示す．

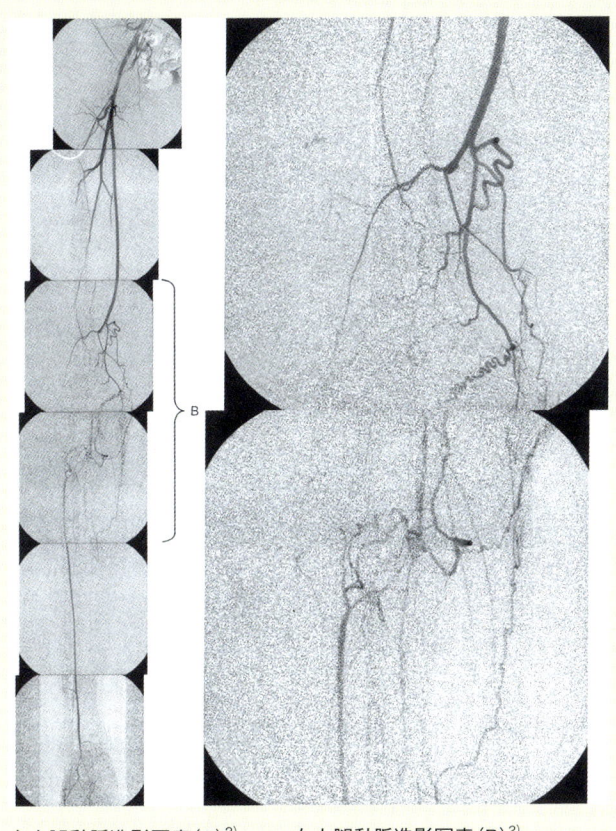

右大腿動脈造影写真(A)[2]　　右大腿動脈造影写真(B)[2]

1 この患者の説明として正しいものはどれか．2つ選べ

ⓐ 高率に2型糖尿病を有している
ⓑ 禁煙指導をすべきである
ⓒ 皮下索状物は動脈壁の炎症である
ⓓ 腰部交感神経節ブロックが疼痛改善に有効
ⓔ 副腎皮質ステロイド薬が血管攣縮に有効

正解　1：ⓑ, ⓓ

解法へのアプローチ

若年男性の下肢痛，間歇性跛行，喫煙歴で閉塞性血栓性血管炎（Buerger病）が考えられる．画像所見では浅大腿動脈遠位部の閉塞と血管の先細り像，発達かつcork-screw像を呈する側副血行路が認められ，本症の所見に合致．病変部以外の動脈壁には虫食い像などの硬化性病変は認められないことも本症に合致する．主な治療は禁煙．患者の主訴が下肢痛であるため，これを改善すべく腰部交感神経節ブロックも適応．

病態生理　遠位上下肢の小〜中型の動静脈を侵す炎症性閉塞性血管障害であり，その病態は喫煙と歯周病菌によって説明される．まず，歯周病菌により口腔粘膜が傷害され，歯根ポケットが形成される．歯周病重症患者の歯根ポケットは総合すると手掌と同面積であるともいわれ，細菌の体内侵入の門戸となりうる．さらに喫煙は歯周病を悪化させるだけでなく，血管内皮をも傷害する．本症は歯周病菌が歯根ポケットから体内に侵入し，傷ついた血管内皮に付着することが引き金になると考えられている．これはBuerger病患者の血管病変部と口腔内歯石から歯周病菌である *Treponema denticola* が同時に検出され，かつPCR法で同じDNAが確認されることからも明らかである．

主要症候　喫煙歴と歯周病の罹患歴が重要．典型的三徴候として間歇性跛行，Raynaud現象，表在性の遊走性静脈炎が知られている．遊走性静脈炎は発赤，圧痛，皮下索状硬結を起こす（ⓒ）．これは数週間で消褪するが，再度他部位に出現する．重篤な虚血が起こると爪の変形，四肢先端の有痛性潰瘍や壊疽が起こる．橈骨，尺骨，脛骨動脈の拍動は減弱〜消失．これに対して上腕動脈や大腿動脈の拍動は保たれる．高血圧，脂質異常症，糖尿病は本症に関与しない（ⓐ）．

検査　動脈造影が確定診断に必須である．動脈遠位部の閉塞とcorkscrew像，その周囲の側副血行路の発達が認められる．中枢側の動脈硬化性変化はみられない．血管生検の病理検査と同部位の歯周病菌分離も実施すべきである．

治療　禁煙指導とする（ⓑ）．ニコチンは血管内皮の損傷に加えて血管攣縮をも引き起こすため，疼痛を悪化させる．腰部交感神経節ブロックは血管攣縮を改善させて疼痛を抑制する（ⓓ）．口腔ケアと抗菌薬は歯周病を改善させる．抗血小板薬の適応はあるが，抗凝固薬や糖質コルチコイドは無効（ⓔ）．上記治療に抵抗性の症例では四肢切断ともなる．

臨床アドバイス

わが国においてBuerger病は減少傾向にある．これは近年禁煙を推奨していることに加えて歯科疫学上の理由も指摘されている．厚生労働省の歯科疾患実態調査報告によれば半世紀前は齲歯や歯周病が多く，歯磨き回数が少なかった．歯科口腔の環境改善が本症を減少させた可能性もあり，Buerger病予防や管理のためには歯科医師との連携が必須の時代となった．

予想問題

閉塞性血栓性血管炎（Buerger病）の症候として誤っているものはどれか．1つ選べ

ⓐ 歯周病の存在
ⓑ 表在静脈の圧痛
ⓒ 上腕動脈の拍動消失
ⓓ 喫煙歴がある
ⓔ Raynaud現象

正解　ⓒ　橈骨動脈拍動は消失するが，上腕動脈は保たれる

Question 4

77歳の女性．突然の胸部苦悶感と呼吸困難を主訴に当直医が緊急コールを受けた．多発性骨髄腫の化学療法のため入院中であった．身長 150 cm，体重 40 kg．顔貌は苦悶様．体温 37.2℃，脈拍 112 回/分・整，血圧 78/56 mmHg，呼吸数 28 回/分．頸静脈怒張と冷汗，下腿浮腫が認められる．胸部にラ音を聴取しない．心音は減弱している．

尿所見：蛋白（−），糖（−）．

すぐに心臓超音波検査を実施したところ以下の所見を得た．

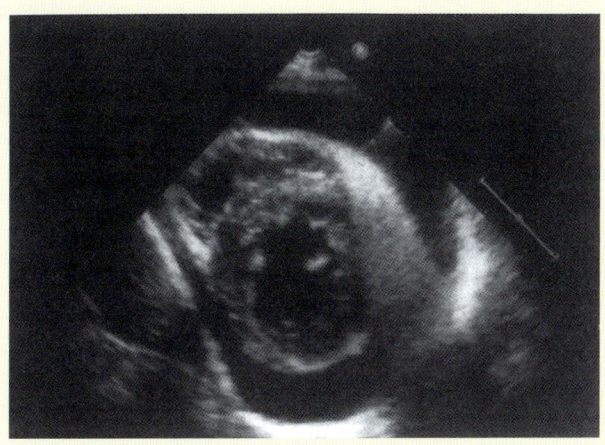

心臓超音波所見[3]

1 この患者の説明として最も適切なものはどれか．1つ選べ

ⓐ まずニトログリセリン製剤の静脈投与を行う
ⓑ 心臓超音波検査では拡張早期の右室虚脱所見が特徴的
ⓒ 吸気時に収縮期血圧が 10 mmHg 以上上昇する
ⓓ ループ利尿薬は病態を改善する
ⓔ まずは CPAP の装着を行った後に気管挿管の必要について患者説明を行う

正解　1：ⓑ　禁忌：ⓐ, ⓓ, ⓔ

解法へのアプローチ

突然の胸部苦悶感と呼吸困難，頻脈と血圧低下，右心不全徴候からは心タンポナーデが疑われる．心臓超音波検査にてecho-free spaceが認められることも本症の所見に合致する．原因は腫瘍細胞の心膜浸潤に起因することが示唆される．本症の心臓超音波所見として拡張早期の右室虚脱所見は有名．ⓐニトログリセリン，ⓓループ利尿薬，ⓔCPAPや気管挿管による陽圧換気はすべて禁忌選択肢．これらは静脈還流量を減じてショックを増悪させてしまう．

病態生理　心嚢内に多量の液体や気体が貯留することで心筋拡張障害と静脈還流量低下が起こる．これにより心拍出量が低下する閉塞性ショックをきたす．病態としては心嚢液貯留→心嚢腔圧上昇→右室圧排（右室拡張期圧上昇）→静脈還流量低下→心拍出量低下→血圧低下→ショックとなる．心筋拡張障害や心拍出量低下は冠血流低下の原因ともなるため突然の心肺停止をもきたす．心嚢内には生理的条件下でも約40 mLの心嚢液が存在する．ここに心嚢内出血や炎症成分貯留が起こると心タンポナーデが発生する．このような急性期の心タンポナーデは100 mL程度の液体貯留によっても起こりうる．原因としては悪性腫瘍の心膜浸潤，外傷，結核性心膜炎などの感染症，急性心筋梗塞に続発する心破裂，上行大動脈解離などが挙げられる．開胸術や心臓カテーテルに起因する医原性の事例もある．

主要症候　患者は胸部苦悶や呼吸困難を訴える．Beckの三徴（頸静脈怒張，低血圧，心音減弱）は特徴的所見として知られている．吸気時に収縮期血圧が10 mmHg以上低下する現象は奇脈と呼ばれる（ⓒ）．これは吸気に際して右室流入血が増大して右心室が拡大するため，心室中隔が偏位して左心室が圧排されることに起因する．ショックにて不穏，不安，意識障害が認められる．脈圧は減少する．

検査　迅速さ，簡便さ，感度の高さのすべてにおいて心臓超音波検査が最も優れる．echo-free spaceや拡張早期の右室虚脱所見が特徴的．胸部単純X線写真では巾着型心陰影拡大がみられる．心電図では洞性頻脈と低電位が認められる．

治療　心臓前面のecho-free spaceが10 mm以上の場合はエコーガイド下で心嚢穿刺を実施する．10 mm未満の場合や心嚢穿刺で排液不十分な場合は胸骨剣状突起下心膜切開を考慮する．これら外科治療が遂行されるまでは，左室充満圧と心拍出量を維持するために生理食塩水輸液とドーパミン（DOA），ドブタミン（DOB）を併用する．なお，急性大動脈解離によるものでは緊急手術が前提となる．

臨床アドバイス

突然の胸部苦悶と呼吸困難は急性冠症候群による肺水腫を連想させる．そのため，NO製剤，利尿薬，CPAPなどの陽圧換気を実施してしまうレジデントが目立つ．今回の臨床問題ではⓐ，ⓓ，ⓔに該当するが，これを選んでしまった場合は本症を改めて学びなおす機会と考えてほしい．

予想問題

心タンポナーデの主要症候について誤っているものはどれか．1つ選べ

ⓐ 頸静脈怒張
ⓑ 心音減弱
ⓒ 血圧低下
ⓓ 頻脈
ⓔ 急性大動脈解離 Stanford B での発症

正解　ⓔ　Stanford A なら発症しうる

Question 5

22歳の女性．左側胸部痛を主訴に来院した．数年前から左側胸部痛を自覚している．痛みは労作時，安静時を問わず出現し，数分から30分程度続くこともあるという．そのほかにも誘因なく突然の動悸が出現することがあり，1か月前に心療内科にて不安障害の疑いとされ，SSRIの投与を受けた．しかし，SSRI投与後，これらの症状は悪化して余計不安になったという．身長162 cm，体重51 kg．親類にEhlers-Danlos症候群の患者がいる．既往歴に特記すべきことなし．服薬歴，アレルギー歴，妊娠出産歴なし．聴診で収縮中期のクリック音が認められた．
心臓超音波所見を示す．

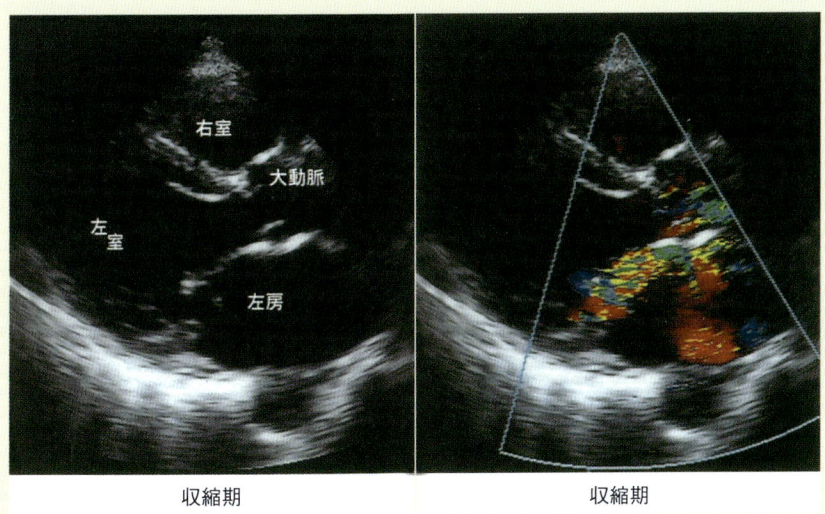

心臓超音波所見[4]

1 この疾患の心雑音の特徴として正しいものはどれか．1つ選べ

ⓐ 拡張期・高調
ⓑ 収縮期・高調
ⓒ 拡張期・低調
ⓓ 収縮期・低調
ⓔ 連続性雑音

正解 1：ⓑ

解法へのアプローチ

この女性は胸痛，動悸から不安障害が疑われていた．しかし，聴診で収縮中期のクリック音が認められており，家族歴にEhlers-Danlos症候群があるため僧帽弁逸脱症も鑑別に挙げるべき．心臓超音波所見にて僧帽弁の逸脱と左心房への逆流がみられることより僧帽弁逸脱症の確定診断となる．本症の心雑音の特徴は収縮後期の高調な逆流性雑音である．

病態生理 本症は僧帽弁閉鎖不全症の原因の1つであり，僧帽弁前尖（anterior mitral leaflet；AML）または後尖（posterior mitral leaflet；PML）が収縮中期に左房に逸脱して逆流を生じる．病理学的には弁組織の粘液腫様変性が特徴的である．すなわちⅢ型コラーゲン産生低下と酸性ムコ多糖類増加のために僧帽弁は強度を失いつつ変形し，ついには逸脱をきたす．同様の理由により腱索断裂や弁輪拡大をきたして急激に全身状態が悪化する症例もある．なお，Marfan症候群，Ehlers-Danlos症候群，骨形成不全症などの遺伝性結合組織病に発症する例もある．二次性のものは感染性心内膜炎や心筋梗塞の後に生じる．

主要症候 本症は15〜30歳の女性に好発する．50歳以上の男性にもしばしばみられる．アーチ型口蓋やストレートバック症候群などの骨格変形を伴うことがある．Af（atrial fibrillation），PSVT（paroxysmal supraventricular tachycardia），VT（ventricular tachycardia）を伴う例は動悸，めまい，失神をきたす．胸痛も起こる．無症候例もある．聴診では収縮中期クリック（mid-systolic click）と収縮後期雑音（late-systolic murmur）が典型的．収縮中期クリックは最大可動域に達した逸脱僧帽弁尖と腱索の急激な緊張によって生じる．収縮後期雑音は高調で心尖部で最も聴取しやすい（ⓑ）．なお，50歳以上では非典型例が多い．

検査 心臓超音波左室長軸像にて，僧帽弁尖が弁輪を越えて左心房に2mm以上偏位することを確認する．これが心臓超音波所見上の僧帽弁逸脱の定義である．カラードプラ法は僧帽弁逆流の評価に必須である．経食道心臓超音波検査は弁形成の手術中ガイドとして有効．心電図は不整脈による突然死ハイリスク群をスクリーニングするために実施すべき．なお，Ⅱ，Ⅲ，aV_F誘導で陰性T波がみられることがあり，乳頭筋障害との関連が指摘されている．

治療 若年女性の臨床経過は良好であることが多く，無症候例では経過観察とする．胸痛，動悸，不整脈（禁忌例でなければ）にβ受容体遮断薬が有効．50歳以上の男性発症例では重症で手術が必要なことが多い．この場合は人工弁置換術や弁輪形成術を考慮する．感染性心内膜炎の予防治療は，心内膜炎既往患者にのみ行う．

臨床アドバイス

胸痛や動悸が主症状の場合はこの症例のように「女性の不安障害」と診断されて抗不安薬が処方されている場合がある．筆者が海外医師と交流した際に「私の国では，若い女性の不定愁訴を診たら僧帽弁逸脱症を鑑別すべきと習いますよ」と語っていたことを記載しておく．

予想問題

僧帽弁逸脱症の説明として正しいものはどれか．2つ選べ

ⓐ 胸痛や動悸にβ受容体遮断薬が適応
ⓑ 左室造影が診断に必須
ⓒ 全例に感染性心内膜炎の予防治療を行う
ⓓ 収縮後期雑音は胸骨右縁第2肋間に最強点がある
ⓔ Marfan症候群への合併例がある

正解 ⓐ，ⓔ
ⓑ 僧帽弁逸脱は確認できるが必須検査ではない
ⓒ 心内膜炎既往者のみ　ⓓ 最強点は心尖部

Question 6

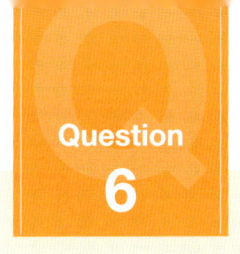

13歳の男児．ここ3か月運動時に軽い息切れが生じていたため，心臓カテーテル検査目的で待機入院となった．1歳児健診で心雑音を指摘され，その後は循環器外来で半年に一度の経過観察となっていた．正期正常分娩で出生し，周産期異常はない．体温36.2℃，脈拍80回/分・整，血圧100/60 mmHg，呼吸数15回/分．SaO_2 99%（室内気）．口唇チアノーゼはない．胸骨左縁第2肋間を最強点とする3/6の粗い収縮期雑音が聴取される．腹部は平坦・軟で，肝・脾を触知しない．

心臓カテーテル所見：主肺動脈圧20/10 mmHg，右室圧70/10 mmHg，大動脈圧100/60 mmHg，左室圧99/9 mmHg，Qp/Qs 1.0．
右室造影写真側面像を示す．

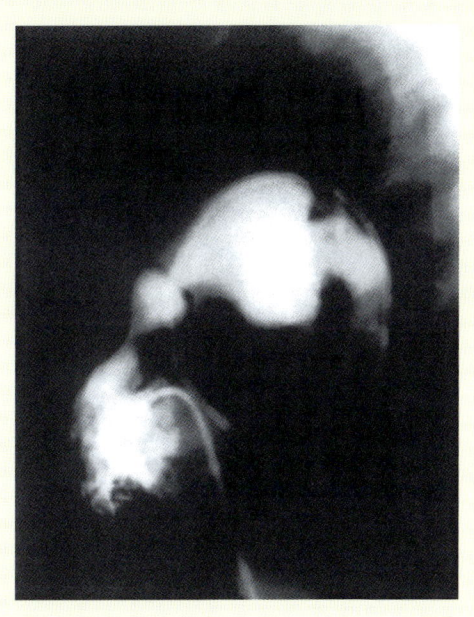

右室造影写真側面像[5]

1 この患者の説明として正しいものはどれか．2つ選べ

ⓐ 肺動脈絞扼術がよい適応となる
ⓑ 右心室の求心性肥大が認められる
ⓒ 収縮期雑音の粗さは重症度とは相関しない
ⓓ 生命予後は悪いと予測される
ⓔ インターベンショナルラジオロジー（IVR）による治療適応がある

正解　1：ⓑ，ⓔ　禁忌：ⓐ

解法へのアプローチ

チアノーゼなしよりFallot四徴症は除外．Qp/Qs 1.0よりシャント疾患も除外．**胸骨左縁第2肋間を最強点とする3/6の粗い収縮期雑音**は肺動脈疾患を連想させる．**右心室－肺動脈間に50 mmHgの圧較差**がみられる．造影で**右心室流出路狭窄と主肺動脈の狭窄後拡張**が認められることを総合して肺動脈狭窄症と診断する．

病態生理　全先天性心疾患の10％を占める．その90％が弁性狭窄であるため，肺動脈弁狭窄症とも呼ばれる．肺動脈狭窄の原因としては心球遠位部の発達不良によるもの，胎児心内膜炎の後遺症，染色体12q24.1領域の突然変異（Noonan症候群），*Jagged1*遺伝子の変異（Alagille症候群），不明がある．なお，肺動脈末梢狭窄例では先天性風疹症候群や染色体7q11.23の微細欠失に起因する症例がある．肺動脈狭窄により右心室に圧負荷がかかるため，右心室は求心性肥大する（ⓑ）．右心室圧の上昇は肺動脈狭窄部にjetを形成し，jetは狭窄直後の肺動脈を拡張させる．

主要症候　胸骨左縁第2肋間に駆出性収縮期雑音を聴取する．狭窄が高度になるにつれ，収縮期雑音の音質は大きく粗くなり振戦を触れるようになる．また，高度狭窄に伴う雑音は前胸部，肩，頸，背部にまで放散する（ⓒ）．本症でのⅡpは一般的に遅延するが，重症例ではⅡpの聴取は不可能である．肝臓の前収縮期拍動，左傍胸骨部膨隆がみられる場合は狭窄が高度であることを示唆している．臨床症候としては労作時呼吸困難，倦怠感，失神が代表的．小児ではこれに哺乳力低下，体重増加不良，肝腫大もみる．なお，軽症例では無症状で経過することも多い．

検査　心臓カテーテル検査が確定診断および重症度分類に有効．カテーテル造影で肺動脈狭窄と右心室の求心性肥大，肺動脈の狭窄後拡張（post stenotic dilatation）といった形態的変化をみることが可能．重症度は右心室－肺動脈圧較差で分類する．圧較差10～30 mmHgは軽症，30～60 mmHgは中等症，60 mmHg超は重症．右心室圧＞左心室圧となる例も重症．なお，形態学的変化や圧較差は心臓超音波検査でもある程度は評価可能．心電図では右心室圧負荷を反映してV_1誘導で高いR波，V_6誘導で深いS波となる．右軸偏位も認められる．狭窄後拡張は胸部単純X線陰影でも確認できる．

治療　中等症，重症の第一選択はIVRによるバルーン弁形成術で大多数の症例が良好な予後を得る（ⓓⓔ）．治療成功後の再発例もまれである．Noonan症候群の患児は肺動脈弁が極端に厚いためIVRが難しく，手術となりやすい．

臨床アドバイス

心臓超音波検査ではBernoulliの式で圧較差を評価する．つまり，圧較差 mmHg＝4×(加速 m/s)^{2}となる．これは大動脈弁狭窄症の左心室－大動脈間の圧較差評価にも応用可能である．

予想問題

肺動脈狭窄症について誤っているものはどれか．2つ選べ

ⓐ Noonan症候群に伴う症例では手術も適応
ⓑ 乳児重症例では体重増加不良がみられる
ⓒ 心臓超音波検査では右心室－肺動脈間圧較差の評価が不可能
ⓓ 胸骨左縁第2肋間に収縮期雑音の最強点がある
ⓔ 右心室の容量負荷が特徴的

正解　ⓒ，ⓔ
ⓒ 可能　ⓔ 右心室の圧負荷である

Question 7

17歳の男子．高校野球でピッチャーをしている．四国の地区予選で試合中，バッターが打った打球が胸に直撃した．そのボールを拾おうとする素振りを見せた直後に倒れた．医務室のドクターが呼ばれてかけよったところ呼びかけに応答しない．あえぐような呼吸をしている．頸動脈の拍動を触知しない．ボールは硬式球であった．

1 最も考えられるのはどれか．1つ選べ

- ⓐ 心静止
- ⓑ 完全房室ブロック
- ⓒ 心破裂
- ⓓ 心室細動
- ⓔ 心タンポナーデ

2 現時点でまずすべきことはどれか．1つ選べ

- ⓐ 胸骨圧迫を開始してAEDを持ってくるように指示する
- ⓑ 男子の顔を叩いて眼を覚ますように努める
- ⓒ 救急セットのアトロピンを持ってくるように指示する
- ⓓ 心嚢穿刺が可能な針を持ってくるように指示する
- ⓔ 人工呼吸を優先して実施する

正解　1：ⓓ　2：ⓐ

解法へのアプローチ

硬式球を胸に受けた直後の意識消失という病歴で心臓振盪症と判断すべき．**あえぎ呼吸**と**頸動脈拍動の消失**は心肺停止所見に合致する．本症は心室細動を起こす代表的疾患であり，すぐにAEDと胸骨圧迫による一次救命処置（basic life support；BLS）を行う．

病態生理　心臓振盪（commotio cordis）とは胸に何らかの衝撃を受けた結果，心室細動を起こすものと理解されている．スポーツ中の事故が有名だが，特に硬式球を使用した野球による発症事例が多い．心臓振盪の発生には，「衝撃を受ける部位」，「年齢」，「タイミング」の3要素が関与する．まず，衝撃を受ける部位に関しては心臓の位置そのものである．心臓の存在する部位から離れた場所の打撃で心臓振盪が起こる確率は極端に低い．次に年齢であるが18歳以下が多く10〜15歳に発症のピークがある．小児は胸郭が未発達で軟らかいため，拳大のボール程度の衝撃でも心臓に達してしまう．最後にタイミングであるが，これは致死性不整脈の原因となるR on Tと酷似する．心電図T波の頂点から10〜20 msec前付近のわずかなタイミングに衝撃を受けると心室細動が生じやすい．若年者のスポーツ中の突然死の原因として第1位は肥大型心筋症（約26％）である．それに次いで第2位が心臓振盪（約20％）であることを忘れてはならない．わが国では2007年4月30日の高校野球近畿地区予選の試合中に打球を胸に受けた投手が心臓振盪を起こしたことが知られている（迅速な救命により後遺症なく社会復帰）．

主要症候　心室細動により心肺停止となる．すなわち意識消失，頸動脈拍動消失，あえぎ呼吸などとなる．なお，診断の参考所見として，①心停止の直前に非穿通性の衝撃を受けていること，②発生の状況が詳細に判明していること，③胸骨，肋骨，心臓に構造的損傷がないこと，④心血管系に既往歴がないことが挙げられている．また，胸部への衝撃の原因としては野球の硬式球についで，野球やソフトボールの軟式球が多い．国内例に限っていえばアメフトのタックルや打撃系格闘技，金属バットによるものは意外に少ない．

検査　心臓振盪は検査の余裕がないほどの緊急疾患である．なお，国内発症例の心電図所見は90％以上が心室細動であった．完全房室ブロックや心静止は極端に少なかった（1ⓐⓑ）．

治療　心臓振盪が起こってから3分以内にAEDと胸骨圧迫などのBLSを開始すべきである（2ⓐ）．そのほかの原因による心肺停止でも共通のことがいえるが，BLS開始までに5分かかってしまった場合は救命できても脳障害が残ってしまう．

臨床アドバイス

心臓振盪は3分以内にBLSを開始しなければならないため，「病院では救えない命」とも表現される．医療従事者のみならず市民にも疾患の知識とBLSを啓蒙することが重要といえる．

予想問題

心臓振盪について正しいものはどれか．2つ選べ

ⓐ アメフトのタックルによるものが最多
ⓑ 心タンポナーデをきたす
ⓒ 心電図検査の後にBLSを開始する
ⓓ 発症のピークは10〜15歳である
ⓔ 後遺症なく社会復帰した例もある

正解　ⓓ，ⓔ
ⓐ 野球のボールが最多　ⓑ 心臓に構造的損傷はない　ⓒ すぐにBLSを開始する

Question 8

27歳の女性．息切れと下腿浮腫を主訴に来院した．症状は1か月ほど前に出現して徐々に増悪してきたという．4日前には買い物途中の坂道で失神して倒れてしまったとのこと．身長157 cm，体重53 kg．体温36.4℃，脈拍90回/分・整，血圧100/50 mmHg，呼吸数20回/分．SaO_2 97％（室内気）．診察時，頸静脈の怒張が認められた．家族歴と既往歴に特記すべきことなし．服薬歴，ペット飼育歴，アレルギー，妊娠出産歴，流産歴なし．
尿所見：蛋白（－），糖（－），潜血（－）．
血液所見：赤血球450万/μL，白血球5,000/μL，血小板15万/μL．
心臓超音波所見を示す．

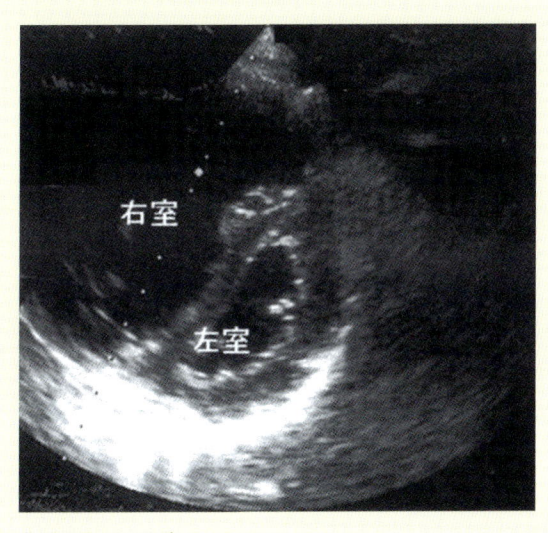

心臓超音波所見[6]

1 この疾患の説明として正しいものはどれか．2つ選べ

ⓐ 治療薬にエンドセリン受容体拮抗薬がある
ⓑ 心臓聴診にてⅡ音は減弱する
ⓒ プロスタサイクリンの投与は推奨されていない
ⓓ チロシンキナーゼ阻害薬の適応がある
ⓔ 肺動脈楔入圧（PCWP）は25 mmHgを超える

正解 1：ⓐ, ⓓ

解法へのアプローチ

息切れ，下腿浮腫，頸静脈怒張は右心不全徴候．遺伝や薬剤によるものは否定的．超音波所見で右心室拡大と心室中隔の左心室側偏位がみられ，特発性肺動脈性肺高血圧症（idiopathic pulmonary arterial hypertension；IPAH）を考える．本症のPCWP（pulmonary capillary wedge pressure）は正常．

病態生理 肺血管内皮細胞には血小板由来成長因子受容体（PDGFR）の過剰発現とモノクローナルな増殖がみられる．また，本症の25％はBMPRⅡ遺伝子の異常により細胞死の誘導が障害されて血管平滑筋が増殖している．つまり，本症は内皮細胞の腫瘍性増殖と理解することもできる．最終像は肺動脈の中膜肥厚と内膜線維化．内皮障害は血管作動性物質のバランスをも崩し，血管拡張因子のプロスタグランジンI_2（PGI_2）と内皮型NO合成酵素の低下，血管収縮因子エンドセリン-1の相対的上昇をきたす．また，正常内皮を失った血管は血栓症を起こしやすい．まとめるとIPAHは「血管壁リモデリング」，「血管収縮」，「血栓」の3要素により肺動脈抵抗が上昇する疾患と理解できる．肺動脈抵抗上昇は右心室後負荷増大をきたすため，右心室は求心性肥大する．発症早期は収縮力増強により右心室拍出量を維持するが，後負荷増大が右心室の限界を超えると右心室がうっ血して拡張する．これにより心室中隔が左心室側に偏位し，左心室狭小化と大循環不全が生じていく．

主要症候 肺動脈が30％程度障害されるまでは無症状．初期症状は労作時呼吸困難，倦怠感，動悸，胸痛．身体所見はⅡp亢進（ⓑ），Raynaud現象，三尖弁領域での収縮期雑音（三尖弁逆流症），肺動脈弁領域での肺動脈拍動触知．下腿浮腫，腹水，頸静脈怒張など右心不全徴候や失神がみられる例は進行例．

検査 心臓超音波検査での右心室拡大と心室中隔の左心室側偏位が特徴的．次に右心カテーテルで安静時平均肺動脈圧≧25 mmHgかつ肺動脈楔入圧（PCWP）≦12 mmHgを確認して確定診断（ⓒ）．胸部単純X線写真では左第2弓の拡大．心電図では肺性P波の出現．肺換気シンチグラムは正常～解剖学的区域に一致しない不規則血流欠損像で，これは肺塞栓症の鑑別に有効．

治療 NYHAⅡ，Ⅲはボセンタン250 mg/日分2経口投与（ⓐ）．不十分例やNYHAⅣはエポプロステノール持続静注．開始は1～2 ng/kg/分．3～7日ごとに1～2 ng/kg/分ずつ増量して最大投与量は経験的に決める．ボセンタンとエポプロステノールの併用効果は不明．PDGFR（platelet-derived growth factor）アンタゴニストのイマチニブも適応（ⓓ）．抗凝固薬も有効．内科治療無効例は肺移植．

臨床アドバイス

シルデナフィル経口はボセンタンとエポプロステノールのどちらに併用しても効果的．NYHAⅡ，Ⅲの症例ではまずボセンタンを使用し，足りなければシルデナフィルを併用．さらに不十分例ではシルデナフィル＋エポプロステノールに切り替えるという治療例を記す．

予想問題

特発性肺動脈性肺高血圧症の検査として誤っているものはどれか．1つ選べ
ⓐ 胸部単純X線写真で左第2弓の突出
ⓑ 肺動脈楔入圧は正常範囲内
ⓒ 心臓超音波で心室中隔の右心室側偏位
ⓓ 心電図で肺性P波の出現
ⓔ 肺換気シンチグラフィで解剖学的区域に一致しない血流欠損像

正解 ⓒ 左心室側偏位

Question 1

50歳の女性．未婚．痒みを伴う皮疹を主訴に来院した．1週間前，臀部に強い痒みを伴う皮疹が出現して近所の皮膚科を受診した．湿疹と診断されてステロイド外用薬を処方されたが治癒せず，昨日からは皮疹が体幹と会陰部にも出現してきた．身長163 cm，体重45 kg．今年に入ってから体重が3 kg 減少した．眼瞼結膜貧血様．眼球結膜に黄染はない．口唇炎がみられる．皮膚の紅斑は表皮の脱落を伴っている．下痢はない．家族歴，既往歴，アレルギー歴に特記すべきことなし．妊娠検査反応陰性．アルコールは機会飲酒，喫煙歴なし．腹部超音波検査にて膵尾部に3 cm 大の腫瘤性病変が認められた．

1 最も考えられる疾患はどれか．1つ選べ

- a インスリノーマ
- b 自己免疫性膵炎
- c 急性膵炎
- d グルカゴノーマ
- e VIP産生腫瘍

2 この疾患に適応になる治療として正しいものはどれか．3つ選べ

- a 副腎皮質ステロイド薬
- b 蛋白分解酵素阻害薬
- c 手術
- d 化学療法
- e オクトレオチド

正解　1：ⓓ　2：ⓒ, ⓓ, ⓔ

解法へのアプローチ

女性, **臀部や会陰部の壊死性遊走性紅斑**, **口唇炎**, **体重減少**, **眼瞼結膜貧血様**はグルカゴノーマのキーワードである．さらに**膵尾部の腫瘍性病変**が認められることより本症を強く疑う．なお，下痢がないためVIP産生腫瘍は否定的．インスリノーマであれば意識障害や冷汗がみられるはずである．急性膵炎にしては経過が慢性であり，自己免疫性膵炎であれば黄疸がみられるはずである．

病態生理　膵臓α細胞の腫瘍性疾患でグルカゴンの過剰分泌をきたす．膵内分泌腫瘍の約1〜3%を占めるまれな疾患である．グルカゴンの作用により肝臓での糖新生が亢進し，血糖値が上昇する．肝臓での糖新生亢進によりアミノ酸が消耗するため，低アミノ酸血症となる．経験的ではあるが，アミノ酸投与が壊死性遊走性紅斑を改善させるため，低アミノ酸血症が壊死性遊走性紅斑と因果関係にあると理解されている．また，グルカゴンは脂肪細胞のホルモン感受性リパーゼをも活性化するため脂肪分解が促進して体重が減少する．腫瘍径は1〜30 cm超のものまであるが，大きさと症状は必ずしも一致しない．本症の多くは悪性腫瘍であり，肝臓やリンパ節に転移しうる．

主要症候　ほぼすべての患者に壊死性遊走性紅斑がみられる．これは臀部と会陰部に好発し，四肢や顔面にも広がる．個々の皮疹は1〜2週間の周期で消褪や移動を繰り返す．舌が光沢を帯びて赤橙色に輝く．口唇炎もみられる．また，前述したとおり体重は減少する．正色素性貧血を起こすことがあり，この場合は眼瞼結膜貧血様となる．

検査　血液検査でグルカゴン濃度が高いことを確認する．ただし，グルカゴンは空腹や精神的ストレスによっても軽度の上昇をきたすことがあるため注意が必要．真のグルカゴノーマであればグルカゴン値は1,000 pg/mLを超えることが圧倒的に多いのを覚えておくことが重要である（基準値は200 pg/mL未満）．画像検査としては腹部超音波検査や腹部CTで腫瘍の位置を確認することが可能であるが，困難な場合はMRIを実施してもよい．腫瘍はMRIのT1強調画像で低信号，T2強調画像で高信号となる．なお，原発巣の局在は膵尾部が約半数と最も多く，その次に膵体部（約30%），膵頭部（約20%）となる．

治療　腫瘍摘出にて根治する（2ⓒ）．標準術式は膵体尾部切除または膵頭十二指腸切除術である．転移などにより切除不能例にはmass reduction surgeryを行って残存腫瘍量を少なくしたうえでストレプトゾトシンやドキソルビシンによる化学療法を追加することで臨床症状を改善させうることが報告されている（2ⓓ）．

臨床アドバイス

治療の1つとしてオクトレオチドも適応となる．オクトレオチドがグルカゴン産生を抑制することにより，皮膚病変や体重減少が改善することがある．投与量は持続性オクトレオチド20〜30 mgを筋注で月1回とする（2ⓔ）．

予想問題

グルカゴノーマの主要症候として正しいものはどれか．1つ選べ
ⓐ 体重増加
ⓑ 痒みを伴わない表皮脱落
ⓒ 口唇炎
ⓓ 男性に好発
ⓔ 突然の背部痛

正解　ⓒ
ⓐ 体重は減少する　ⓑ 痒みを伴う　ⓓ 女性に好発する　ⓔ これは急性膵炎の所見である

Question 2

52歳の女性．激しい下痢と体重減少，脱力感を主訴に来院した．下痢は8か月前から始まり，ここ1週間で急激に増悪したという．この1週間は突然の顔面紅潮もきたしている．身長157 cm，体重39 kg．体温36.5℃，脈拍98回/分・整，血圧92/60 mmHg．甲状腺に腫大や圧痛はない．心音と呼吸音に異常はない．腹部は平坦・軟で，圧痛や筋性防御はみられない．家族歴と既往歴に特記すべきことなし．海外渡航歴なし．飲酒や喫煙の習慣はない．服薬歴もなし．

血液所見：白血球 8,000/μL，赤血球 477万/μL，血小板 28万/μL．
血液生化学所見：Na 137 mEq/L，K 2.1 mEq/L，血中尿素窒素 39.7 mEq/L，血清クレアチニン 0.97 mg/L，随時血糖値 220 mg/dL．

1 まず実施すべきことはどれか．1つ選べ

- ⓐ 胃管挿入
- ⓑ 塩化カリウム急速静注
- ⓒ 輸液
- ⓓ ニューキノロン抗菌薬投与
- ⓔ 副腎皮質ステロイド薬投与

2 次にすべき検査はどれか．2つ選べ

- ⓐ 血液培養
- ⓑ 成長ホルモン測定
- ⓒ VIP測定
- ⓓ 腹部超音波検査
- ⓔ 胸部MRI

正解　1：ⓒ　2：ⓒ, ⓓ

解法へのアプローチ

激しい下痢，体重減少，低血圧，血中尿素窒素値，クレアチニン値から高度の脱水が考えられる．脱力は下痢による低K血症に起因するものであろう．まずは水分と電解質を補充するために輸液を実施すべき．VIP産生腫瘍によるWDHA症候群が疑われ，腹部超音波検査とVIP測定で診断する．なお，病歴から甲状腺疾患や輸入感染症は否定的．

病態生理　VIP産生腫瘍は膵臓の非β細胞腫瘍で，血管作動性腸管ポリペプチド（vasoactive intestinal polypeptide；VIP）を過剰分泌する．VIPは小腸分泌を促進する一方で胃酸分泌を抑制するため水様性下痢，低K血症，無酸症が起こる．これはWatery Diarrhea, Hypokalemia, Achlorhydriaの頭文字をとってWDHA症候群とも呼ばれる．激しい下痢が慢性的に持続するため，重炭酸イオン喪失による代謝性アシドーシスをきたす．なお，これら腫瘍のうち50％以上が悪性である．またVIP産生腫瘍の約5％は多発性内分泌腫瘍の一部として発生する．

主要症候　主症状は大量かつ慢性的な水様性下痢である．空腹時便量は1,000 mL以上，非空腹時便量は3,000 mL以上となり，脱水による体重減少をきたす．本症で循環性ショックや意識障害がみられた場合は重篤な脱水を疑うべき．下痢による低K血症により脱力や全身倦怠感が出現する．VIPには血管拡張作用もあるため顔面紅潮をきたす．そのほか，非特異的であるが嘔吐や腹痛が出現することもある．

検査　空腹時の血中VIP濃度を測定する．血中VIP値が500 pg/mL（基準値100 pg/mL以下）を超えるものは確定診断としてよい（2ⓒ）．血液データで低K血症を証明する．高血糖と高Ca血症がみられることもある．動脈血ガス分析で代謝性アシドーシスを証明する．腹部超音波検査では境界明瞭な低エコー領域が認められる．膵管拡張はなく膵管癌との鑑別点となる（2ⓓ）．腫瘍栄養血管の造影では腫瘍濃染が認められる．血管造影に加えて超音波内視鏡やオクトレオチドシンチグラフィは転移巣の特定に有効である．なお，膵内分泌腫瘍は総じて肝転移やリンパ節転移をきたしうる．

治療　初診の時点で重篤な脱水状態であることが多いため，まずは輸液で水分と電解質を補充する（1ⓒ）．便中に重炭酸イオンを喪失して代謝性アシドーシスになっているため重炭酸塩投与の適応もある．オクトレオチド製剤20～30 mgの月1回筋注により水様性下痢が改善することがある．根治治療は腫瘍摘出術である．転移巣がある場合は可能な限り腫瘍を摘出した後に化学療法をすることで下痢を軽減させうるとの報告がある．

臨床アドバイス

VIP産生腫瘍の鑑別疾患として忘れてはならないものに甲状腺機能亢進症と輸入感染症のほか，下剤の乱用がある．これを見落とさないようにするためには丁寧な身体診察と問診が不可欠である．

予想問題

WDHA症候群について正しいものはどれか．2つ選べ

ⓐ 原因に膵内分泌腫瘍がある
ⓑ 頑固な便秘をきたす
ⓒ 代謝性アルカローシスとなる
ⓓ 高血糖となる
ⓔ 高K血症となる

正解　ⓐ, ⓓ
ⓑ 激しい下痢をきたす　ⓒ 代謝性アシドーシスになる　ⓔ 低K血症になる

Question 3

57歳の男性．高血圧を主訴に来院した．1年前の健康診断で高血圧を指摘され，さまざまな降圧薬を内服したが，正常血圧の維持が困難であった．身長160 cm，体重54 kg．体温36.2℃，脈拍72回/分・整，血圧170/100 mmHg．甲状腺の腫大はみられない．腹部血管雑音は聴取しない．顔貌の変化や手足の容積増大もない．家族歴や服薬歴に特記すべきことなし．なお，健診で腹部超音波検査を実施しているが，特に異常所見は見当たらなかった．

血液所見：赤血球400万/μL，白血球5,400/μL，血小板20万/μL．
血液生化学所見：血中尿素窒素10.2 mg/dL，血清クレアチニン0.5 mg/dL，Na 144 mEq/L，K 4.0 mEq/L．

1 この患者で鑑別すべきものどれか．1つ選べ

- ⓐ 腎動脈狭窄症
- ⓑ 原発性アルドステロン症
- ⓒ 先端巨大症
- ⓓ Liddle症候群
- ⓔ Gitelman症候群

2 この患者の診断に有効なものはどれか．3つ選べ

- ⓐ カプトプリル負荷試験
- ⓑ 腹部造影CT
- ⓒ 腎動脈造影
- ⓓ アルドステロン/レニン比（ARR）の測定
- ⓔ ACTH負荷副腎静脈サンプリング

正解　1：ⓑ　2：ⓐ, ⓓ, ⓔ

解法へのアプローチ

わが国の高血圧患者の約10％が原発性アルドステロン症である．腎動脈狭窄症と先端巨大症は身体所見から除外．Liddle症候群は低K血症と35歳未満の発症が特徴的なので除外．本症の病変部は腹部造影CTでも見つからないほど微小なことがあり，本文中に腹部超音波で異常がなかったとの記載もあるため2ⓑは除外すべき．

病態生理　副腎皮質球状層由来の腺腫または過形成によりアルドステロンが過剰分泌される．これが腎尿細管に作用してNa貯留，K喪失，H^+喪失をきたし，難治性高血圧や筋力低下，代謝性アルカローシスとなる．負のフィードバックによりレニン分泌は減少する．アルドステロンはACTHに対してフィードバック機構がないため，ACTHの値と日内変動は正常に保たれる．

主要症候　わが国の高血圧患者の約10％が原発性アルドステロン症であり，高血圧患者では常に本症の存在を念頭に置く．高血圧による頭痛や不眠，脳卒中や虚血性心疾患がみられる．低K血症を伴う場合は筋力低下や倦怠感が出る．

検査　日本内分泌学会は一般医向けに「高血圧全症例に対して採血条件に拘ることなく血漿アルドステロン濃度（PAC）と血漿レニン活性（PRA）を積極的に測定し，PAC/PRA＝ARR（aldosterone to renin ratio）＞200をスクリーニングのカットオフ値にすること」という見解を提示した．なお，PAC値＞120 pg/mLを併用するとスクリーニングの特異度が上がる．スクリーニング検査陽性の場合はアルドステロンの自律性分泌を証明する機能確認検査としてカプトプリル負荷試験，フロセミド立位負荷試験，生理食塩水負荷試験などを実施する．ここでは感度に優れて簡便に実施可能なカプトプリル負荷試験について述べる．まず30分の安静座位（臥位）で採血ラインを挿入留置する．次にカプトプリル50 mgを服用して60分（90分）後に安静座位（臥位）で採血．服用後のPAC/PRA＞200で確定診断となる．確定診断後はACTH負荷副腎静脈サンプリングによる病型分類が推奨される（2ⓔ）．腹部CTは微小病変の発見に不向き（2ⓑ）．ACTH刺激後の副腎静脈血中アルドステロン/コルチゾール（A/C）比を左右で算出し，（高値側A/C）/（低値側A/C）≧2.6の場合は高値側の片側病変とする．なお，実際に低K血症がみられる患者は全体の20％以下で，血清K正常値が本症を否定する理由にはならない．

治療　片側性病変は腹腔鏡下摘出術の適応．両側性病変はスピロノラクトン（25 mg）1〜8錠 分1〜2経口投与とし，降圧不十分な場合は適宜Ca拮抗薬を併用する．

臨床アドバイス

スピロノラクトンは女性化乳房や勃起不全の副作用があるため男性への長期使用が困難．男性にはエプレレノン50〜150 mgが使用しやすい．

予想問題

原発性アルドステロン症の主要症候について誤っているものはどれか．1つ選べ

ⓐ 難治性高血圧
ⓑ 脱力感
ⓒ 頭痛
ⓓ 不眠
ⓔ 複視

正解　ⓔ これはボツリヌス中毒などでみられる

Question 4

42歳の男性．悪心と嘔吐，体重減少を主訴に来院した．症状は1か月前から始まり，改善しないという．身長 174 cm，体重 60 kg．ここ1か月で体重が3 kg減少した．腹部は平坦・軟で，圧痛や筋性防御は認められない．家族歴と既往歴に特記すべきことなし．アレルギー歴なし．体温 36.4℃，脈拍 88 回/分・整，血圧 92/60 mmHg．舌と歯肉に色素沈着が認められる．深部腱反射は正常である．
血液生化学所見：血糖値 58 mg/dL，Na 129 mEq/L，K 5.4 mEq/L．

1 この患者にすべき検査はどれか．1つ選べ

 ⓐ ACTH 刺激試験
 ⓑ デキサメタゾン 8 mg 抑制試験
 ⓒ カプトプリル負荷試験
 ⓓ 生理食塩水負荷試験
 ⓔ 水制限試験

2 この疾患の原因として不適切なものはどれか．1つ選べ

 ⓐ HIV
 ⓑ サルコイドーシス
 ⓒ 結核
 ⓓ 自己免疫
 ⓔ アスベスト

正解　1：ⓐ　2：ⓔ

解法へのアプローチ

悪心と嘔吐，色素沈着，低血圧，低血糖，低Na血症，高K血症からAddison病が疑われるためACTH負荷試験が正解．アスベストは本症の原因ではない．

病態生理　副腎破壊の原因としては自己免疫機序によるものが最多で，Tリンパ球による障害モデルや自己抗体によるACTH受容体阻害モデルが考えられている．なお，自己抗体がステロイド合成酵素P450c21やP450c17の電子伝達を阻害しているとの報告もある．そのほかの原因に結核，HIV，サイトメガロウイルス，クリプトコッカス，サルコイドーシス，アミロイドーシス，腫瘍，出血，薬剤などがある．いずれにせよ副腎皮質ステロイドホルモンの欠乏により低血糖，低血圧，低Na血症，高K血症をきたす．

主要症候　10万人あたり年間4〜5人に発症する．悪心・嘔吐，食思不振，体重減少，低血圧がみられる．無気力，うつ状態，不安や不穏，人格の変化などの精神症状も特徴的．色素沈着は手掌，爪床，肘，舌，歯肉に好発．副腎アンドロゲン欠乏のため，女性では腋毛や陰毛が減少する．上気道炎により全身状態が悪化する傾向があり，循環性ショックや意識障害に陥ることがある．

検査　電解質と血糖値の測定．好酸球分画の上昇や正球性貧血がみられることもある．最も優れたスクリーニング検査は合成ACTHのコシントロピン250μgを筋注または静注で投与し，30〜60分後のコルチゾール値が18μg/dL未満であることを確認することである．また，自己免疫機序によるAddison病は，しばしばほかの自己免疫性内分泌異常を合併する．これらは多腺性自己免疫症候群と呼ばれるが，そのなかでも副甲状腺機能低下症と皮膚カンジダ症の合併がみられるものをHAM症候群と呼び，橋本病の合併があるものはSchmidt症候群と呼ぶ．これらの徴候がある症例では適宜検査を追加する．

治療　十分なNa摂取を維持するように患者を指導する．糖質コルチコイドと鉱質コルチコイドの両者の補充もする．ヒドロコルチゾンは20〜30mg/日．生理的な日内変動に合わせて1日投与量の2/3を朝に，1/3を夕方に投与する．薬剤性不眠を避けるため，就寝前投与は控える．発熱時や抜歯時にはヒドロコルチゾンの投与量を倍増，大手術に際しては250〜300mg/日に増量する．フルドロコルチゾンは0.1〜0.2mg/日　分1とする．副腎クリーゼの場合はまずヒドロコルチゾン100mgを静脈投与し，次の2時間は50mg/時，その後は10mg/時とする．ショックが改善するまで生理食塩水は急速投与とする．ブドウ糖も適宜投与する．

臨床アドバイス

夏季は発汗や食思不振でNa貯留量が減りやすく注意が必要．塩分を多く含んだスープを摂取する方法が簡便で長続きしやすい傾向がある．

予想問題

Addison病に橋本病が合併したものを何と呼ぶか

ⓐ Waterhouse-Friderichsen症候群
ⓑ HAM症候群
ⓒ Schmidt症候群
ⓓ Savant症候群
ⓔ Jervell and Lange-Nielsen症候群

正解　ⓒ
ⓐ 髄膜炎菌などによる副腎クリーゼ　ⓑ 副甲状腺機能低下症と皮膚カンジダ症を合併したもの　ⓓ 知的障害者のうち特定の分野で優れた能力を発揮する　ⓔ QT延長に先天性聾を伴うもの

Question 5

52歳の女性．2日前に前頸部痛と動悸が出現し，増悪したため来院した．体温37.7℃，脈拍104回/分・整，血圧150/50 mmHg．発汗が著明で皮膚が湿潤している．手指に細かい振戦が認められる．右前頸部に強い圧痛がある．
血液所見：白血球6,200/μL，赤沈88 mm/時．
甲状腺 ^{123}I 摂取率（24時間値）は2.1%（基準10～40%）であった．

1 本症の病因として最も考えられているものはどれか．1つ選べ

  ⓐ 自己免疫
  ⓑ 悪性腫瘍
  ⓒ 放射線治療の合併症
  ⓓ ウイルス感染
  ⓔ 外傷

2 この患者の治療として適切なものはどれか．3つ選べ

  ⓐ 非ステロイド性抗炎症薬
  ⓑ 副腎皮質ステロイド薬
  ⓒ β受容体遮断薬
  ⓓ メチマゾール
  ⓔ メトトレキサート

正解　1：d　2：a, b, c

解法へのアプローチ

前頸部痛，動悸，手指振戦，発汗などの甲状腺中毒症状，赤沈高値，甲状腺^{123}I摂取率低値から亜急性甲状腺炎が考えられる．本症はウイルス性甲状腺炎（viral thyroiditis）とも呼ばれる．本症は疼痛コントロールのために非ステロイド性抗炎症薬（NSAID）や副腎皮質ステロイド薬が適応となる．また，甲状腺中毒症状にはβ受容体遮断薬が使用される．

病態生理　まずウイルス感染と多核巨細胞の炎症性浸潤により甲状腺濾胞が破壊されてホルモンが放出され，甲状腺中毒症状が出現する（1 d）．濾胞破壊が持続している間は放射性ヨウ素の取り込みは低値となる．発症から数週間後には，貯蔵甲状腺ホルモンが枯渇するため，甲状腺機能低下症となる．最終的に疾患が沈静化すると甲状腺機能は回復し，放射性ヨウ素，甲状腺ホルモン値，TSH値ともに正常化する．

主要症候　30〜50歳代の女性に好発する．先行症状として上気道感染症および全身倦怠感が出現することがあり，次第に有痛性の甲状腺腫大がみられるようになる．疼痛が出るころには高熱や手のふるえ，動悸や体重減少などの甲状腺中毒症状が認められる．甲状腺腫は結節性で硬い．前頸部の痛みは耳介後部や歯に放散しながら経過とともに移動していくことがしばしばある．その後は甲状腺機能低下症の相へと移行し，倦怠感や抑うつ症状などが出現しうる．典型的には発症から半年後には完全に回復するが，素因として甲状腺の自己免疫がある場合は恒常的な甲状腺機能低下症に陥ることがある．なお，ごく少数に再発を繰り返す例が報告されている．

検査　甲状腺機能は約6か月にわたり，①甲状腺中毒期，②甲状腺機能低下期，③回復期の3つの時相に分類される．甲状腺中毒期には崩壊した濾胞からホルモンが放出されるため，T_3値とT_4値が上昇し，TSH値は低下する．これに赤沈高値と放射性ヨウ素取り込みが低値であることを証明して診断が確定する．白血球はウイルス感染を反映して正常値から軽度上昇となる．時相を推測するために2〜4週間ごとに非結合型T_4とTSHを指標に甲状腺機能を追跡することが推奨される．

治療　アスピリン2,400 mg分4経口投与などNSAIDが疼痛改善に有効．これで不十分な場合はプレドニゾン20〜60 mgなど副腎皮質ステロイド薬の投与を行う．なお，ステロイド薬は症状や赤沈の改善に応じて漸減する．甲状腺中毒症状にはβ受容体遮断薬が適応（2 a b c）．甲状腺機能低下症が遷延する場合はレボチロキシンを補充するが，TSHを介した甲状腺機能回復を阻害しない程度の低用量投与が望ましい．

臨床アドバイス

本症は症候が咽頭炎や齲歯に似ているため見逃されやすい．また，片側性の囊胞内出血や悪性腫瘍との鑑別も難しい場合があり，このときは穿刺針吸引生検を行ってもよい．

予想問題

亜急性甲状腺炎の身体所見について誤っているものはどれか．1つ選べ

a 甲状腺のびまん性腫大
b 甲状腺病変部は硬い
c 甲状腺痛の移動
d 甲状腺から耳介後部への放散痛
e 甲状腺から歯への放散痛

正解　a 結節性腫大

Question 6

62歳の男性．2日前からの傾眠傾向を主訴に来院した．3か月前から血痰混じりの咳嗽が続いている．喫煙歴は20本/日を30年．身長165 cm，体重59 kg．脈拍80回/分・整，血圧130/60 mmHg．
血液所見：赤血球400万/μL，白血球7,000/μL，血小板26万/μL．
血液生化学所見：総蛋白6.9 g/dL，アルブミン3.7 g/dL，血中尿素窒素17 mg/dL，血清クレアチニン0.9 mg/dL，Na 121 mEq/L，K 3.9 mEq/L，Cl 91 mEq/L，Ca 9.0 mg/dL，コルチゾール8.7 μg/dL（基準5.2〜12.6 μg/dL）．
胸部単純X線写真を示す．

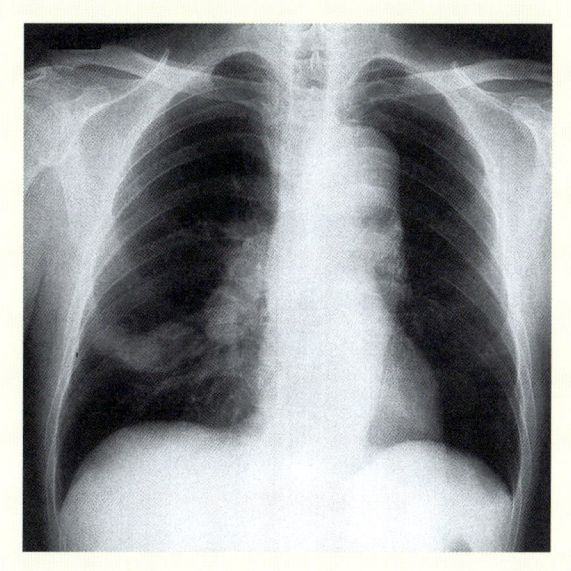

胸部単純X線写真[1)]

1 この患者で誤っているものはどれか．1つ選べ

ⓐ 痙攣を起こすリスクがある
ⓑ 血漿ADH濃度は異常高値である
ⓒ 水制限の適応がある
ⓓ 血漿レニン濃度は低い
ⓔ 尿浸透圧が血漿浸透圧より高い

正解　1：ⓑ

解法へのアプローチ

高齢男性で喫煙者，胸部単純X線所見，低Na血症と傾眠傾向から肺小細胞癌に伴うSIADH（syndrome of inappropriate secretion of antidiuretic hormone）と診断する．血漿ADH濃度は測定感度以上であるが，必ずしも異常高値ではない．

病態生理　悪性新生物による抗利尿ホルモン（antidiuretic hormone；ADH）の異所性産生によるものと，腎尿細管のV_2受容体の持続的活性型変異によるものが最も理解しやすい．脳卒中や頭部外傷，髄膜炎，脳炎，薬剤などによるものの機序は解明されていない．本項では悪性新生物による病態を記載するに留める．肺癌などから不適切なADH分泌が起こり，腎集合管での水再吸収が増加するため心臓への静脈還流が増加する．これにより心拍出量の増加をきたし，腎血流量が増加する．このため傍糸球体（JG）細胞からのレニン分泌が減少しRAA系が抑制され，尿細管でのNa再吸収が阻害されて尿中Na排泄が増加する．なお，静脈還流量の増加が心房性Na利尿ペプチドの分泌を増加させ，Na利尿に拍車をかけているとの報告がある．これら機序により低Na血症が引き起こされて浸透圧性の細胞内液量増加をきたし，各種臓器の浮腫が起こる．特に脳浮腫は中枢神経系症状を起こす．なお，Na利尿が水再吸収を相殺するため，細胞外液量と尿量に著変はきたさない．

主要症候　意識障害，痙攣（ⓐ），頭痛，錯乱，食思不振，悪心・嘔吐が代表的．なお，皮膚乾燥や尿量減少といった脱水症状はみられず，浮腫も認められない．

検査　血清Na濃度が135 mEq/L以下かつ血漿ADH値が測定感度以上．本症の病態はあくまでもADHの不適合分泌であり，高ADH血症ではない（ⓑ）．血漿浸透圧≦280 mOsm/kgかつ尿浸透圧≧300 mOsm/kg（ⓔ）．尿中Na濃度が20 mEq/L以上であること．腎機能が正常であり血清クレアチニンは1.2 mg/dL以下．副腎皮質機能が正常であり，早朝空腹時の血清コルチゾールは6 μg/dL以上．なお，血清尿酸値5 mg/dL以下や血漿レニン活性5 ng/mL/時以下は診断の参考所見（ⓓ）．

治療　まずは原疾患の治療と水制限を行う（ⓒ）．水制限は1日の総水分摂取量を体重1 kgあたり15〜20 mLとする．これに少量の食塩を与えてもよい．血清Na 120 mEq/L以下で重症中枢神経症状がある場合は3％食塩水の投与適応．ただし，橋中心髄鞘崩壊症を防ぐため体重1 kgあたり毎分0.05 mL以下の速度で輸液し，2時間ごとに採血して血清Na濃度が130 mEq/Lに達したら中止する．これら治療が無効の異所性ADH産生腫瘍にはモザバプタン塩酸塩錠（30 mg）1錠 分1経口投与が適応となる．

臨床アドバイス

低Na血症の鑑別にネフローゼ症候群や肝硬変，心不全がある．SIADHとこれらを身体所見で鑑別するコツは浮腫の有無．また，下痢や熱中症による低Na血症との鑑別ポイントは皮膚乾燥など脱水症状の有無である．

予想問題

SIADHの治療として正しいものはどれか．3つ選べ

ⓐ 血漿交換
ⓑ 3％食塩水の緩徐投与
ⓒ ペニシリン系抗菌薬の投与
ⓓ 水制限
ⓔ モザバプタン

正解　ⓑ，ⓓ，ⓔ
ⓐ 適応なし　ⓒ デメクロサイクリンは使用してよい

Question 7

42歳の女性．強い空腹感と意識障害を主訴に来院した．2年前から食事時間が遅れたり，スポーツ後に強い空腹感と冷汗を自覚していた．昨晩は会社からの帰宅が遅れたところ，電車の中で冷汗，手指のふるえが生じ，意識が遠のいたという．オレンジジュースを飲んだところ，これらの症状は消失した．身長160 cm，体重70 kg．脈拍80回/分・整，血圧120/80 mmHg．
尿所見：蛋白（−），糖（−），潜血（−）．
血液生化学試験：空腹時血糖値42 mg/dL，HbA1c 4.33％（NGSP），血中尿素窒素16.2 mg/dL，血清クレアチニン0.8 mg/dL，AST 28 IU/L，ALT 27 IU/L．血清抗インスリン抗体陰性．血清コルチゾール，ACTH，グルカゴンは基準範囲内．

1 この患者の確定診断に最も有効な検査はどれか．1つ選べ

- ⓐ 腹部造影CT
- ⓑ 腹腔動脈造影
- ⓒ 絶食試験
- ⓓ 選択的門脈および脾静脈造影
- ⓔ インスリン負荷試験

2 本疾患の説明として正しいものはどれか．1つ選べ

- ⓐ MEN I型に関与することがある
- ⓑ 治療の第一選択は放射線治療である
- ⓒ 手術による治療では完治が見込めない
- ⓓ 膵臓非β細胞由来の腫瘍と考えられる
- ⓔ 全例が良性腫瘍である

正解 1: ⓒ 2: ⓐ

解法へのアプローチ

空腹感，意識障害，冷汗，手のふるえは低血糖症状を示唆する．空腹時血糖値とHbA1c値からも低血糖の遷延が疑われる．これらに加えて肥満とオレンジジュースでの症状消失からインスリノーマを第一に挙げるべき．本症の確定診断で最も信頼がおけるのは絶食試験であり，CTや血管造影ではない．また，本症はMEN I 型に関与しうる．

病態生理 インスリンを異所性に分泌する膵臓β細胞由来の膵内分泌腫瘍である(2 ⓓ)．膵臓内分泌腫瘍のうち最も頻度が高く，年間100万人あたり1～3人の罹患率と推定されている．年齢の中央値は50歳．腫瘍径はおしなべて小さく2cm未満が90%以上を占める．膵臓に単発で発生することが多く，膵頭部，体部，尾部のどこでも発生しうる．悪性例は10%以下と報告されている(2 ⓔ)．なお，MEN I 型として発症する場合は20歳代に好発し，多発性であることが多い．

主要症候 最も一般的な症状は低血糖時の中枢神経系症状である．昏睡，異常行動，集中力低下，視覚障害，頭痛，錯乱などがこれに該当する．また，低血糖は交感神経の緊張を促すため，冷汗，手指振戦，頻脈がみられる．これらの症候は空腹時に認められやすい．なお，典型例ではWhippleの三徴，つまり意識消失発作，発作時血糖値50mg/dL以下，ブドウ糖投与による症状改善がみられる．

検査 最も信頼すべき検査は低血糖時に血中インスリン値が上昇していることを証明する絶食試験である．具体的方法としては72時間絶食とし，4～6時間ごとに血糖値，Cペプチド値，インスリン値を測定する．その際に血糖値40mg/dLかつ血中インスリン値43pmol/L（6μU/mL）以上であれば確定診断とする．本症であればこの検査でほぼ100%低血糖発作を起こすと考えてよい．超音波内視鏡は腫瘍の局在診断に有効で，術中の超音波は特に感度が高い．なお，CTや血管造影の有用性については現在疑問視されている(1 ⓐ ⓑ ⓓ)．むしろ「CTで見つからなかったから」という理由でそれ以上の検査が行われていない患者が少なくない．

治療 患者の90%は手術で根治可能(2 ⓑ ⓒ)．単発腫瘍の標準術式は腫瘍核出術である．術中超音波検査により腫瘍と重要組織との位置関係を把握し，主膵管損傷を防ぐように努める．多発性腫瘍には膵頭十二指腸切除術や膵体尾部切除が適応となる．術前には食事回数を増やし，インスリン分泌抑制作用のあるジアゾキシドを使用して低血糖を防ぐ．切除不能例にはオクトレオチドや化学療法を行う．

臨床アドバイス

インスリン値の測定方法は委託業者によって異なる．またインスリン使用中の患者もいる．これらの場合は真のインスリン分泌量と測定インスリン値との間にズレが生じる．絶食試験の際にCペプチドを測定する理由はこのズレによる判断ミスを予防するためである．

予想問題

インスリノーマの症候について誤っているものはどれか．1つ選べ

ⓐ 手指振戦
ⓑ 昏睡
ⓒ 視覚障害
ⓓ 徐脈
ⓔ 冷汗

正解 ⓓ 低血糖による交感神経緊張により頻脈となる

Question 8

74歳の女性．嘔吐のため家族に付き添われて来院した．1週間前から食思不振となり全身倦怠感が続いていた．今日になって嘔吐を繰り返し始めたという．既往歴と家族歴に特記すべきことなし．アレルギーなし．ペット飼育歴なし．海外渡航歴なし．飲酒や喫煙の習慣はない．JCS I-2．甲状腺に異常はみられない．血清 Ca 14.8 mg/dL，血清 P 1.8 mg/dL が判明した．内診で子宮の可動性が制限されており，骨盤部 MRI で子宮頸部に最大径 4 cm の腫瘤が認められた．
酢酸加工後のコルポスコピー所見を示す．
子宮頸部の細胞診をしたところクラスVであった．

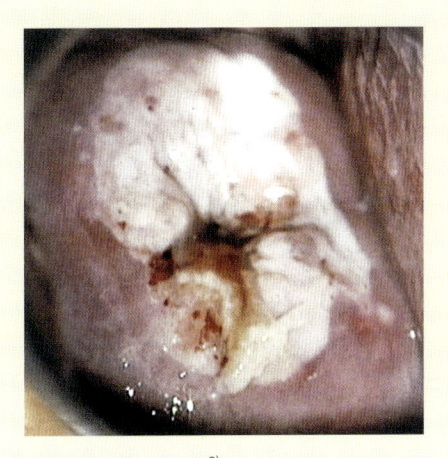

コルポスコピー所見[2)]

1 現時点でまずすべきことはどれか．1つ選べ

ⓐ 50％ブドウ糖投与
ⓑ ビタミン B_1 投与
ⓒ 生理食塩水投与
ⓓ 速効型インスリン静脈投与
ⓔ チアジド系利尿薬投与

正解　1：ⓒ　禁忌：ⓔ

解法へのアプローチ

意識障害，嘔吐，食思不振，子宮頸癌，高Ca血症，低P血症から悪性腫瘍に伴う高Ca血症を考える．甲状腺に異常はなく原発性副甲状腺機能亢進症は否定的．血液透析の既往歴がないことより続発性副甲状腺機能亢進症も否定的．本患者でまず実施すべきことは生理食塩水を投与して高Ca血症を希釈することである．選択肢ⓔのチアジド系利尿薬は高Ca血症を助長する可能性があるため禁忌．

病態生理　以前は腫瘍の骨転移による局所破壊のためCaが血中に逸脱すると考えられていた．しかし，現在は悪性腫瘍が産生するPTHrPがPTH1受容体を活性化し，副甲状腺機能亢進症に似た病態になるというモデルが支持されている．原因が液性因子であるため，骨転移の範囲よりも腫瘍の組織学的特徴が重要となる．たとえば，肺小細胞癌と肺腺癌は骨転移しやすいが，高Ca血症はめったにきたさない．対照的に肺扁平上皮癌，子宮頸癌，腎腫瘍はPTHrPを産生して高Ca血症になりやすい．

主要症候　いずれの原因に起因するものであれ，高Ca血症は食思不振，悪心・嘔吐，便秘，倦怠感，抑うつ，錯乱，頻尿，可逆性腎尿細管障害，不整脈を引き起こす．興味深いことに，血清Ca値と患者の臨床症候は必ずしも合致しない．たとえば，血清Ca値が12.0 mg/dLに達した際に意識障害に陥る患者もいれば，無症状の患者もいる．そのため高Ca血症という状況においては，検査値よりも患者の症候を特に重要視しなければならない．

検査　血液データで高Ca血症および低P血症を証明する．尿中cAMPは増加する．PTHは低値であり副甲状腺機能亢進症との鑑別は容易．加えて原発性副甲状腺機能亢進症では1, 25-(OH)$_2$D値が上昇しているが，本症では低値～正常値であり，これもまた鑑別は容易である．心電図でQT間隔短縮がみられる．骨シンチグラフィは溶骨性転移を探索するという目的で実施してもよいが特異度が低く，単純X線写真による追加確認が必要．

治療　緊急性が高い場合は生理食塩水投与でCaの希釈を行う(ⓒ)．同時にフロセミドを2～6時間ごとに20～80 mg静注することでCa排泄が促進する．Ca摂取制限も行う．経験的であるが100 mg/日のヒドロコルチゾン投与も血清Ca値の正常化に有効．これら高Ca血症に対する急性期の管理は通常は奏効する．根本的には腫瘍の縮小化や除去が効果的．

臨床アドバイス

乳癌の骨転移と成人T細胞白血病はPTHrPの作用に加えて骨の局所溶解が高Ca血症をきたすため，特に血清Ca値が上昇しやすい．同時に血清P値も上昇している場合は注意が必要である．極度の高Ca血症は腎不全を引き起こすことがあり，これによって血清P値が上昇している可能性があるからである．この場合はクレアチニンクリアランスを測定し，腎不全の管理と速やかなる離脱を試みなければならない．

予想問題

高Ca血症の説明として正しいものはどれか．2つ選べ

ⓐ 心電図ではQT延長がみられる
ⓑ 主要症候に悪心がある
ⓒ 治療にチアジド系利尿薬がある
ⓓ 成人T細胞白血病でみられる
ⓔ 腎尿細管障害は不可逆である

正解 ⓑ，ⓓ
ⓐ QT短縮となる　ⓒ 高Ca血症を助長させる
ⓔ 治療により回復しうる

Question 1

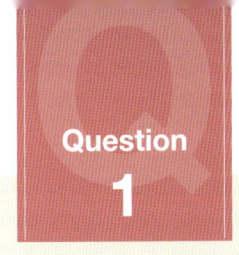

67歳の男性．腎機能低下について循環器科から腎臓内科へとコンサルテーションとなった．2か月前から頻繁に胸痛を自覚するようになったため，5日前に精密検査のため，循環器科に入院した．3日前に冠動脈カテーテル検査で前下行枝の高度狭窄病変が確認されたが，翌日から血清クレアチニンが上昇し，増悪傾向となった．身体所見では両足先端部に疼痛を伴う青紫色の変色が認められる．身長170 cm，体重78 kg．体温37.4℃，脈拍90回/分・整，血圧150/90 mmHg．40歳から高血圧を放置している．飲酒歴と喫煙歴はない．

尿所見：蛋白（2＋），糖（－），潜血（3＋）．
血液所見：赤血球430万/μL，白血球6,800/μL，血小板15万/μL．
血液生化学所見：血糖値100 mg/dL，HbA1c（NGSP）5.8％，総蛋白7.0 g/dL，アルブミン4.4 g/dL，血中尿素窒素71 mg/dL，血清クレアチニン4.9 mg/dL，尿酸8.8 mg/dL，LDH 590 IU/L（基準176〜353 IU/L），Na 140 mEq/L，K 5.7 mEq/L，Cl 103 mEq/L．
免疫学的所見：CRP 3.3 mg/dL．
下腿の皮膚生検のHE染色標本を示す．

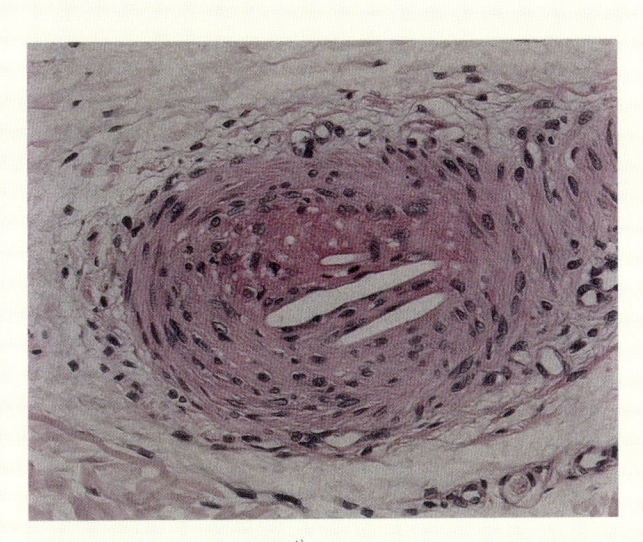

下腿皮膚組織のHE染色標本[1]

1 この疾患でみられるものはどれか．2つ選べ

ⓐ ANCA陽性
ⓑ 好酸球増加
ⓒ ASLO上昇
ⓓ IgA上昇
ⓔ 血清補体価の低下

正解　1：ⓑ, ⓔ

解法へのアプローチ

IVR 後の腎機能低下，両足先端部の疼痛と変色，異常尿所見，血清 K 値上昇，皮膚生検でコレステロール裂隙がみられることよりコレステロール塞栓症の診断となる．腎機能低下はコレステロールシャワーが腎血管に塞栓したものと考えられる．本症では血清補体価の低下と好酸球増加が認められる．コレステロール塞栓症では ANCA は陰性である．なお，ASLO 上昇は溶連菌感染後急性糸球体腎炎でみられる．

病態生理　本症は大動脈壁の粥腫破綻により針状コレステリン結晶やフィブリン微小血栓が血行散布され，全身の小動脈を塞栓することにより多彩な臓器障害をきたす．IVR 手技や心臓大血管手術による機械的損傷によるものと，抗凝固療法などを誘因とする化学的損傷によるものがある．末梢に塞栓したコレステロール結晶には好酸球が集簇し，ケミカルメディエーターの作用も加わって炎症を起こす．この炎症によって血管内皮細胞が障害される結果，局所においても血栓傾向が進む．上記のとおり本症の病態は血管炎に類似している．臓器障害で最も多いのは腎臓である．なお，最も早期にみられる変化は皮膚である．そのほかは膵臓，脾臓，消化管，副腎，骨格筋，中枢神経系，冠動脈，眼など全身の組織が障害されうる．

主要症候　本症は blue toe syndrome と呼ばれるとおり，まず最初に足先端の壊疽やチアノーゼが出現し，下腿に網状皮斑がみられることが多い．本症の早期診断には皮膚所見を学んでおくことが最重要である．視野欠損や失明も起こることがあり，鮮黄色の網膜斑は Hollenhorst 斑と呼ばれる．消化管塞栓の症状としては腹痛や嘔吐，消化管出血がみられる．脳梗塞を起こした場合は片麻痺や構音障害などが認められる．病態が血管炎に似るため発熱もきたす．

検査　炎症所見として赤沈亢進，CRP 上昇，好酸球増加，補体低下が認められる（ⓑⓔ）．尿検査では蛋白尿と血尿がみられる．腎障害が起こるため，血清クレアチニン値，K 値，P 値，尿酸値が上昇する．皮膚，筋肉，腎生検でのコレステロール裂隙所見が特徴的だが検出されないことも少なくない．なお，腎障害が高度な症例は予後不良．

治療　塞栓したコレステロール結晶は溶解や除去ができないため対症療法が中心．疼痛に対しては NSAID やオピオイドを使用するが，不応例では硬膜外ブロックも適応．局所の循環改善目的でプロスタグランジン E_1（PGE_1）やジピリダモールを使用する．抗炎症目的で副腎皮質ステロイド薬を使用することは専門家の間でも意見が分かれている．なお，抗凝固療法や線溶療法はコレステリン塞栓源の血管内露出を促進させてしまうため推奨されない．腎不全の進行例では血液透析および腹膜透析のどちらもが適応となる．

臨床アドバイス

本症は IVR 手技から半年～1 年後の発症も報告されており，全例が手技直後の発症ではないことに注意すべきである．

予想問題

コレステロール塞栓症の説明として誤っているものはどれか．1 つ選べ
ⓐ 心臓大血管手術後の発症
ⓑ 消化管出血
ⓒ 視野欠損
ⓓ Roth 斑の出現
ⓔ 網状皮斑

正解　ⓓ 本症では Hollenhorst 斑が認められる

Question 2

14歳の女児．4日前，眼瞼と足背に浮腫が出現し，徐々に増強してきたため来院した．初診時は顔面全体の浮腫がみられ，足背の浮腫もみられた．体温 36.7℃，脈拍 80 回/分・整，血圧 100/60 mmHg，呼吸数 15 回/分．
尿所見：蛋白（3＋），糖（－），潜血（－）．尿沈渣に oval fat body が認められた．
血清生化学所見：血清総蛋白 4.4 g/dL，血清アルブミン 2.1 g/dL，血中尿素窒素 23 mg/dL，血清クレアチニン 0.6 mg/dL，総コレステロール 367 mg/dL．
腎生検光顕 PAS 染色標本と電子顕微鏡写真を示す．

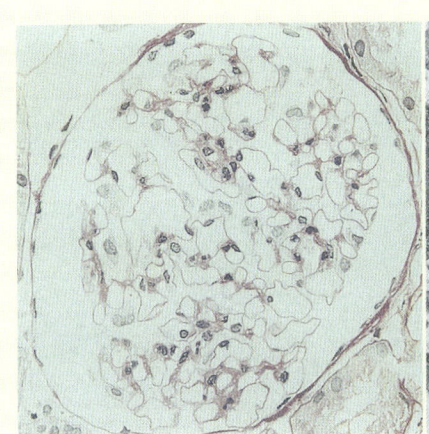

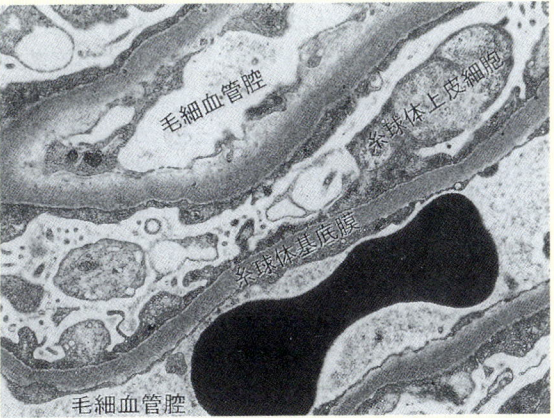

PAS 染色標本[2]　　　電子顕微鏡写真[2]

1 この患者の説明として正しいものはどれか．2つ選べ

ⓐ 免疫抑制剤が治療の第一選択となる
ⓑ 尿蛋白高選択性である
ⓒ 腎生検では皮質深部の組織も確認すべき
ⓓ 今回の PAS 染色では基底膜肥厚が認められている
ⓔ ここ 4 日間は体重減少が著しいと予想される

正解 1：ⓑ，ⓒ

解法へのアプローチ

顔面浮腫と下腿浮腫，尿蛋白強陽性，血清総蛋白値およびアルブミン値低下よりネフローゼ症候群を考える．尿沈渣の oval fat body と脂質異常もネフローゼ症候群を支持する参考所見．腎生検光顕 PAS 染色標本は正常であり，電子顕微鏡写真では糸球体上皮細胞の足突起融合がみられ，微小変化群の確定診断となる．本症は若年者に好発し，14歳という年齢も合致．

病態生理 Tリンパ球と関連サイトカインにより上皮細胞が何らかのダメージを受けた結果，上皮細胞がつくり出す陰性荷電，すなわちチャージバリアが弱性化するという説が支持されている．これにより陰性荷電物質である血液中のアルブミンが濾過されて体外に排泄されてしまいネフローゼ症候群をきたす．基底膜によるサイズバリアは保たれるため，γグロブリンなどある程度分子量が大きい蛋白は濾過されず体内に留まることができる．そのため本症でみられる尿蛋白はアルブミン1種類に偏り，これを尿蛋白高選択性と呼ぶ（ⓑ）．これら免疫異常による起因説は，本症に副腎皮質ステロイド薬が奏効することからも支持されている．

主要症候 若年者に好発し小児ネフローゼ症候群の80％以上を占める．浮腫と体重増加は比較的急速である（ⓔ）．アトピー性皮膚炎やアレルギー性喘息などの素因をもっていることがあり，これらの問診も行う．これはまた前述の免疫異常説を支持する事実ともなっている．Hodgkinリンパ腫に併発する症例報告もある．

検査 高度尿蛋白，血清総蛋白低値，血清アルブミン低値，脂質異常症，体重増加．脂肪球と脂肪円柱（oval fat body）はしばしば認められる．尿蛋白は高選択性である．腎生検は光学顕微鏡にてほぼ正常像であり，これは蛍光染色を実施しても同様である（ⓓ）．なお，本症と巣状分節性糸球体硬化症（focal segmental glomerulosclerosis；FSGS）の鑑別は重要であり，難治性，再発性の微小変化群と思われていたものがFSGSであることがある．FSGSの病巣は皮質深部に目立つため，鑑別のため生検は皮質深部まで行う（ⓒ）．電子顕微鏡では上皮細胞足突起の融合や消失が認められ，これはほぼ全例にみられる．

治療 第一選択はプレドニゾン0.8～1.0 mg/kg（標準体重）/日であり奏効する．維持量や投与期間についてはエビデンスがなく経験的となる．ただし，副腎皮質ステロイド薬の投与期間が短いと再発しやすい．本症は完全寛解後の再発率が50％超と高い．しかし，再発時の治療についても同様に経験的治療となり，免疫抑制剤が併用されることもある（ⓐ）．

臨床アドバイス

小児に副腎皮質ステロイド薬を使用する場合は副作用の低身長を伝えるべき．また治療前に麻疹と水痘の抗体測定をする．抗体なしで免疫抑制状態になると麻疹や水痘感染が致命的になるため，予防接種をして抗体獲得を確認したうえでプレドニゾン投与とする．

予想問題

微小変化群によるネフローゼ症候群について正しいものはどれか．2つ選べ

ⓐ 高齢者に好発する
ⓑ アレルギー素因に関する問診を行う
ⓒ 完全寛解後の再発率は低い
ⓓ ステロイドパルス療法が第一選択となる
ⓔ 発症が急激である

正解 ⓑ，ⓔ
ⓐ 若年者に好発　ⓒ 再発率は50％超と高い　ⓓ パルス療法は再発例に実施されうる

Question 3

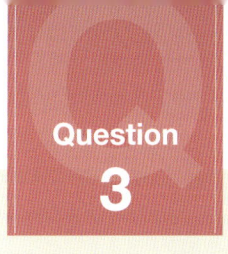

17歳の男児．左陰嚢部の疼痛を主訴に来院した．痛みは本日早朝から出現し，3時間経過後も増強傾向である．意識は清明．身長175 cm，体重76 kg．体温36.5℃．脈拍92/分・整．血圧130/70 mmHg．患側の精巣挙筋反射は消失している．
血液所見：赤血球487万/μL，Hb 14.2 g/dL，Ht 36%，白血球6,200/μL，血小板23万/μL．
血液生化学所見：血中尿素窒素12 mg/dL，血清クレアチニン1.0 mg/dL．
超音波カラードプラ検査の所見を示す．

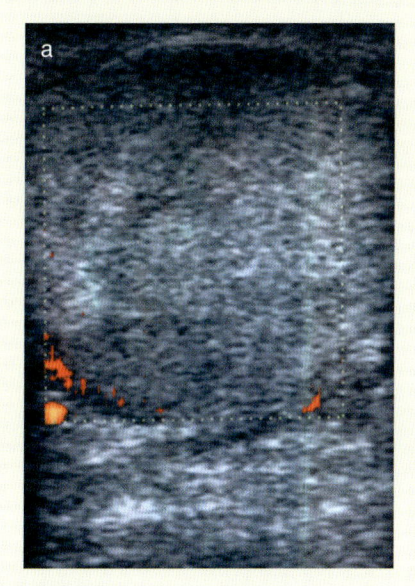

超音波カラードプラ検査所見[3)]

1 この患者の説明で正しいものはどれか．1つ選べ

ⓐ 核医学検査を追加する
ⓑ 緊急手術で精巣摘出する
ⓒ 性行為が発症のリスク
ⓓ 発症6時間を過ぎると全例精巣壊死となる
ⓔ 鞘膜内捻転の可能性が高い

正解 1：ⓔ

解法へのアプローチ

思春期男児，陰囊痛，精巣挙筋反射消失，超音波カラードプラ検査で精巣血流欠損は精巣捻転症の所見である．発熱がないことも本症に合致する．

病態生理 精索の捻転により動脈が圧迫され，精巣と周囲組織の虚血をきたす．一定の時間が経過してしまうと虚血性壊死を起こし，精巣機能の廃絶をきたす．男児の第二次性徴は精巣腫大から始まり，その容積増大率の高さは周知の事実である．その割には精巣を支持する周囲組織が十分に発達していない．このため本症は思春期に好発しやすい．病型としては鞘膜外捻転と鞘膜内捻転の2つがある．しかし，前者は胎児期にすでに捻転が完成してしまっていたり，分娩中に捻転してしまうなどの理由で精巣救済が不可能な症例が多い．そのため本項では鞘膜内捻転について述べる．本症は救急外来にてしばしば遭遇する急性陰囊症の1つであり，迅速な対応が必要となる．

主要症候 陰囊から下腹部にかけて突然の激痛が生じ，時に嘔吐を伴う．発症の時間帯は深夜から明け方に多く，その理由は不明である．陰囊は腫大し触診にて痛みが増強する．精巣挙筋反射は必ず欠如する．なお，精巣挙筋反射とは，大腿内側を刺激すると精巣挙筋が反応して精巣が5 mm以上挙上することを指す．発熱はなく，あっても軽度．最大の鑑別疾患は精巣上体炎である．精巣上体炎は性行為に起因することが多く，疼痛と発熱が数時間〜数日かけて徐々に増悪する．これらの点が精巣捻転症との有用な鑑別点である．なお，プレーン徴候（陰囊を上に持ち上げた際に精巣捻転症では痛みが増強し，精巣上体炎では痛みが和らぐ）にて両者を鑑別することは実際には困難である．

検査 超音波カラードプラ検査が最も簡便で迅速である．左右精巣の血流を比較すると，病側血流の低下〜消失は明らかである．なお，診断に悩むときには手術の判断をすべき．精巣シンチグラフィでは病側精巣の核物質 ^{99m}Tc の取り込み低下がみられるが，検査に時間がかかりすぎる．

治療 緊急手術を行う．捻転解除までの時間が精巣機能予後を決める．捻転解除まで6時間以内の症例では，ほぼ100%の症例で精巣機能が救済される．その後は時間経過とともに機能予後が悪化していくが，個人差が大きく12時間が経過しても精巣機能が回復した症例報告もある．捻転解除後に精巣を温生食ガーゼに包んで色調の変化を観察する．赤みを帯びず，黒紫色のまま変わらない場合は壊死精巣として摘出となる．なお，病側精巣の状態にかかわらず，手術の際に健側精巣を捻転予防のため固定することが推奨されている．

臨床アドバイス

思春期の患者は「陰部痛ではなく下腹部痛です」と言うことがある．思春期男児の下腹部痛には必ず本症を鑑別疾患に入れるべきであり，本人にも「精巣を失う可能性がある」と正直に伝えるべき．そのほうがスムーズな診療につながる傾向がある．

予想問題

精巣捻転症について誤っているのはどれか．1つ選べ

ⓐ 思春期に好発
ⓑ 嘔吐をきたす
ⓒ 陰囊は腫脹する
ⓓ 診断には超音波カラードプラ検査が有効
ⓔ 発症時刻は日中正午付近に多い

正解 ⓔ 深夜から明け方に発症しやすい

Question 4

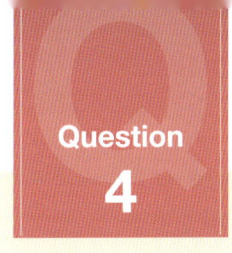

11歳の女児．学校の健康診断で尿潜血を指摘されたため，来院した．当院を受診する前に他院を受診しており，そこで採血と尿検査を受けている．他院からの診療情報提供書には「尿潜血が1+で血清P値が5.3 mg/dLです．腎不全などの鑑別をお願いします」と記載されていた．女児の全身状態は良好．小学校での生活も良好で，活発な女児だという．脈拍88回/分・整，血圧110/60 mmHg．顔面や下腿の浮腫はない．咽頭炎や皮膚炎の既往歴もない．アレルギー歴，ペット飼育歴，服薬歴なし．家族性の血尿もない．初潮はまだ来ていない．尿蛋白と尿糖は学校健康診断と他院での検査の両方で陰性．

1 現時点の対応として正しいものはどれか．1つ選べ

- ⓐ「学内や学外でのスポーツ活動について教えてください」
- ⓑ「急速進行性の腎障害の可能性があります」
- ⓒ「しばらく塩分制限を行いましょう」
- ⓓ「抗生物質による治療が適切な治療です」
- ⓔ「利尿薬の投与をすべきと思います」

2 次に行うべき検査として適切なものはどれか．1つ選べ

- ⓐ 尿沈渣
- ⓑ 腎臓シンチグラフィ
- ⓒ 腹部造影CT
- ⓓ 皮内試験
- ⓔ 腎生検

正解　1：ⓐ　2：ⓐ

解法へのアプローチ

まず，小児は骨代謝が活発なため，血清P値の基準値は成人と異なる．4〜11歳の血清P基準値は3.7〜5.6 mg/dLであり，本症の血清P値 5.3 mg/dL は正常である．尿潜血（1＋）に関しては，これが本当に赤血球なのかどうかを尿沈渣で確認しなければならない．IgA腎症などであれば尿沈渣で赤血球がみられ，横紋筋融解症などであれば尿沈渣で赤血球は認められない．今回は活発な女児という記載から軽度の横紋筋融解症を鑑別すべきであり，スポーツ歴の聴取は重要．現時点での塩分制限や薬剤投与は過剰対応と思われる．

病態生理　横紋筋融解症（rhabdomyolysis）とは，骨格筋の壊死や挫滅により筋細胞成分が血液中に逸脱したことを指す．本症の原因として外傷，フルマラソンなどの過酷な運動，薬剤などが知られている．自覚症状や臓器障害がみられない軽症例から，致命的不整脈や尿細管壊死，多臓器不全を起こす挫滅症候群まで疾患範囲が広い．筋細胞から逸脱したミオグロビンが尿に排泄され，これが尿潜血反応（＋）の原因となる．ただし，尿沈渣では赤血球がみられないため，血尿とは明確に区別される．重症の横紋筋融解症では大量のミオグロビンは尿細管に詰まるため急性尿細管壊死を引き起こす．また，同時に筋細胞から逸脱したKにより致命的不整脈が発生することがある．特にこれらが地震などの災害などにより引き起こされる場合は挫滅症候群とも呼ばれ，緊急性の高い状態である．

主要症候　把握で悪化する筋肉痛，脱力，歩行障害，褐色尿（コーラ様とも表現される），尿量減少が代表的．軽症例は無症状．重症例では嚥下障害や呼吸障害もみられる．患者には運動や外傷についての問診をすべき（1ⓐ）．なお，本症は薬剤性のものもあり，特にスタチン系とフィブラート系の併用に起因するものは有名．

検査　血清CK，LDH，AST，アルドラーゼなどの上昇をみる．電解質は筋肉から逸脱したKが血中に流入するため，高K血症となる．腎尿細管障害が起これば低Ca血症と高P血症が認められる．動脈血ガス分析では代謝性アシドーシスがみられる．これは筋細胞中の乳酸やピルビン酸が血中逸脱するためである．なお，腎尿細管障害による酸塩基平衡障害もアシドーシスの一因である．前述したとおり尿潜血陽性となるが，尿沈渣で赤血球は認められない（2ⓐ）．

治療　軽症例は飲水励行のみで経過観察とする．重症例は生理食塩水輸液とループ利尿薬．輸液量や利尿薬量に関する規定はない．ただし，血圧を正常に保ちつつ，尿量を3 mL/kg/時以上に保つことがミオグロビンやKの排泄に有効．

臨床アドバイス

尿潜血の鑑別には尿沈渣が必須である．尿潜血＝血尿ではいけない．特に小児例では血清P値が高く，検査会社も異常高値と報告してくる．「血尿と高P値だから小児の腎不全か？」と誤解して焦らないように．

予想問題

横紋筋融解症について誤っているものはどれか．1つ選べ

ⓐ 筋肉の把握痛
ⓑ 多尿
ⓒ 歩行障害
ⓓ 嚥下障害
ⓔ 脱力

正解　ⓑ 尿量減少となる

Question 5

32歳の女性．高血圧を主訴に来院した．2年前から高血圧を指摘され，さまざまな降圧薬を内服したが，正常血圧の維持が困難であった．意識は清明．身長154 cm，体重44 kg．体温36.4℃．脈拍76/分・整．血圧160/90 mmHg．心尖部にIV音を聴取する．肝・脾を触知しない．臍周囲に血管性雑音を認める．下腿に浮腫を認めない．

尿所見：蛋白（−），糖（−）．
血液所見：赤血球416万/μL，Hb 12.2 g/dL，Ht 32%，白血球6,800/μL，血小板28万/μL．
血液生化学所見：血糖96 mg/dL，血清総蛋白7.2 g/dL，血清アルブミン4.6 g/dL，血中尿素窒素20 mg/dL，血清クレアチニン1.0 mg/dL，尿酸6.0 mg/dL，総コレステロール272 mg/dL，トリグリセリド160 mg/dL，Na 140 mEq/L，K 3.2 mEq/L，Cl 106 mEq/L，血漿レニン活性5.9 ng/mL/時（基準1.2〜2.5 ng/mL/時），アルドステロン17 ng/dL（基準5〜10 ng/dL）．
免疫学的所見：CRP陰性．
腹部CT血管造影写真（腹部CTA）を示す．

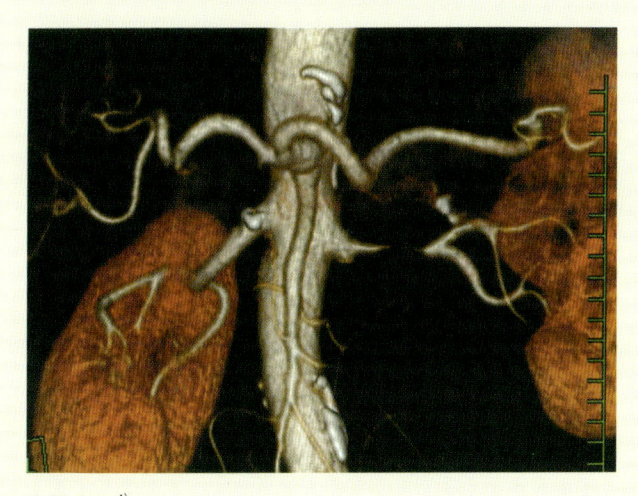

腹部CTA[4)]

1 この患者の説明として正しいものはどれか．1つ選べ

ⓐ 病態は動脈硬化に起因すると考えられる
ⓑ カプトプリル負荷試験の適応
ⓒ 腎臓摘出術をすべきである
ⓓ HLA–B52保因者と考えられる
ⓔ 本疾患は本来男性に好発する

正解 1 : ⓑ

解法へのアプローチ

治療抵抗性の高血圧，**臍周囲の血管性雑音**，**低K血症**，**高レニン**，**高アルドステロン**より腎血管性高血圧を考える．腹部CTA所見でも左腎動脈の狭窄がみられる．この患者は**身長154 cm**，**体重44 kg**，**尿糖陰性**，**血糖値96 mg/dL**であり，肥満や糖尿病などの代謝性因子がない．若年者でもあり，動脈硬化性よりも線維筋性異形成が考えられる．なお，HLA-B52は大動脈炎症候群の所見であるが，体温正常でCRP陰性であり否定的．

病態生理 腎動脈が狭窄すると腎血流量が減少し，そのためレニン-アンギオテンシン-アルドステロン系(RAA系)が賦活されて高血圧となる．主な理由としては動脈硬化症，線維筋性異形成，大動脈炎症候群がある．腫瘍や血腫などに起因する症例も存在する．動脈硬化症は中年以降に多く，腎動脈狭窄部位は起始部が多い．また，動脈硬化は両側にも発症しうる．その点，線維筋性異形成は若年～中年の女性に好発する．また，腎動脈の狭窄部位は中部～遠位となることが多く，原則として片側性である．なお，大動脈炎症候群は若年女性に好発する炎症性疾患で狭窄部位は腎動脈起始部が多く，両側性ともなりうる．

主要症候 高血圧となり，頭痛，悪心・嘔吐，不眠，めまいなどを生じる．Ca拮抗薬や利尿薬が奏効しないため，「難治性高血圧」として紹介受診する例をしばしば見かける．狭窄が高度な場合は腹部に連続性雑音や全収縮期雑音が聴取される．

検査 形態学的変化と機能学的変化を証明する．形態学的変化を捉える検査としては3D-CTが優れる．3D-CTはカテーテルによる腎動脈造影に比べて侵襲性が低い．しかも，腎動脈狭窄のみならず，病側腎の萎縮をも確認することが可能である．超音波ドプラもスクリーニングに有効で，狭窄部に加速血流が認められる．機能学的検査としてはRAA系の高活性を証明することと，カプトプリル負荷試験が推奨される(ⓑ)．カプトプリル負荷試験の手順を以下に示す．カプトプリル50 mgを服用して1時間安静とした後に採血する．その際に血漿レニン活性が，①12 ng/mL/時以上，②投与後増加量が10 ng/mL/時以上，③投与後増加率が150％以上，のいずれかを満たした場合に陽性とする．なお，低K血症の有無には個人差がある．

治療 バルーンカテーテルを用いての経皮的腎動脈形成術が第一選択．線維筋性異形成の場合はこれのみで良好な成績が得られることが多い．動脈硬化によるものでは病変部が広範囲のためステント留置を併用すべきとの意見がある．上記治療が不可能な例では外科的手術を実施．

臨床アドバイス

内科的治療としてはACE阻害薬やARBが適応になる．しかし，初めから通常量を投与すると高活性状態だったRAA系が突然失活されるため，低血圧をきたして失神することがある．初期投与量は少なめから開始するのが安全と思われる．

予想問題

線維筋性異形成による腎血管性高血圧症の説明として誤っているものはどれか．1つ選べ
ⓐ 男性に多い
ⓑ 腎動脈の中～遠部の狭窄が多い
ⓒ 両側発症例よりも片側発症例が多い
ⓓ 若年～中年に好発する
ⓔ 経皮的腎動脈形成術にて改善が期待できる

正解 ⓐ 女性に多い

Question 6

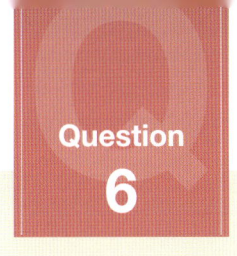

72歳の女性．大腸菌による急性腎盂腎炎で入院中の患者．夜間に左腰背部痛の悪化を訴えて当直医をコールした．5日前に入院となり，左腰背部痛のコントロールのため非ステロイド性抗炎症薬（NSAID）を頻回に使用していた．入院前にもNSAIDを使用していたとの情報も得ている．意識清明，脈拍88回/分・整，血圧130/70 mmHg．左CVA tenderness著明．既往歴は2型糖尿病で近医でフォローアップ中．家族歴に特記すべきことなし．アレルギー歴，ペット飼育歴なし．妊娠出産歴2回．アルコールは機会飲酒．喫煙歴はない．尿検査をするため排尿したところ，尿は混濁して白色浮遊物が漂っている．尿蛋白（3＋）であり白色浮遊物は蛋白質成分であった．

1 最も考えられる疾患はどれか．1つ選べ

- ⓐ 腎皮質壊死
- ⓑ 腎乳頭壊死
- ⓒ 腎動脈狭窄症
- ⓓ 糖尿病によるネフローゼ症候群
- ⓔ 腎細胞癌

2 現時点でまずすべき検査はどれか．1つ選べ

- ⓐ 腹部造影CT
- ⓑ 腹部超音波
- ⓒ 腎動脈造影
- ⓓ 膀胱鏡
- ⓔ 排尿時膀胱尿道造影

正解　1：ⓑ　2：ⓑ

解法へのアプローチ

急性腎盂腎炎の患者が腰背部痛の悪化を訴えており、通常は原疾患の増悪を考えるであろう。しかし、今回はNSAIDを使用するたびに疼痛が悪化するという病歴である。尿路感染症、NSAID、糖尿病はいずれも腎乳頭壊死のリスクであり、尿中の白色浮遊物は壊死組織の可能性がある。本症では壊死組織による尿管閉塞と水腎症を起こすことがあり、これが疼痛を悪化させうる。まずは超音波にて腎臓と腎盂腎杯を観察する。なお、血清クレアチニンを測定せずに腹部造影CTを行うことには危険を伴う。排尿時膀胱尿道造影は膀胱尿管逆流現象の検査であり、本症には使用しない。腎皮質壊死は紛らわしい選択肢であるが、これは出血性ショックなど腎全体の血流低下が誘因になる。

病態生理　腎乳頭壊死(renal papillary necrosis)は中高年の女性に好発し、急速な腎機能の低下をきたしうる。主な病態は腎乳頭の虚血である。腎乳頭部は生理的に血流が乏しい。そこに虚血因子が加わると本症に至ると理解されている。その虚血因子の代表として、①糖尿病、②尿路感染症、③NSAIDなどが知られている。糖尿病は動脈硬化を起こすため理解しやすい。尿路感染症は炎症による浮腫や炎症細胞が乳頭部毛細血管を圧迫するため、虚血を起こすと考えられる。NSAIDはシクロオキシゲナーゼを阻害して、プロスタノイドの産生を低下させる。すなわちNSAIDはプロスタノイドによる血管拡張作用を阻害するともいえる。壊死物質の尿管閉塞は水腎症を起こし、これも腎乳頭部を圧迫して虚血をもたらす。

主要症候　前述のリスク因子に関する調査を行う。本症は数日で壊死が完成する急性型のみならず数か月〜数年かけて完成する慢性型があるため、時系列的にさかのぼって病歴を聴取すべきである。急性型では腰痛、側腹部痛が生じる。腎疝痛(renal colic)と呼ばれる突然の激しい痛みをもきたす。腎盂腎炎を伴うと発熱、悪寒戦慄、膿尿、血尿が出現する。肋骨脊椎角部叩打痛(costovertebral angle tenderness；CVA tenderness)も顕著。

検査　超音波にて水腎症と壊死による低エコー領域が認められる(2ⓑ)。腹部単純CTでは腎乳頭部に石灰化陰影が散見される。逆行性腎盂造影では腎盂輪郭の不鮮明や腎杯の棍棒様変化が特徴的。尿所見では蛋白尿がみられ、肉眼的に白色壊死組織が確認できることもある。壊死組織が尿流出した場合は組織検査とする。組織には乳頭先端部の壊死巣、多核白血球の浸潤、石灰沈着をみる。

治療　尿路感染症には抗菌薬投与。薬剤性が契機の場合は原因薬剤の中止。糖尿病がある場合は血糖値の管理。

臨床アドバイス

壊死組織は感染の温床になり、かつ尿管を閉塞するため除去が望ましい。尿管ステント留置により壊死物質が速やかに尿排泄されたとの報告がある。また尿管鏡とバスケット鉗子による壊死組織の除去が奏効した症例報告もある。

予想問題

腎乳頭壊死の説明として正しいものはどれか。1つ選べ

ⓐ 無痛〜軽度疼痛に留まる
ⓑ 尿路感染症が危険因子となる
ⓒ 小児発症が多い
ⓓ 腎皮質壊死と同義である
ⓔ 空腹時血糖値が高いほうが予後がよい

正解　ⓑ
ⓐ 腎疝痛も起こす　ⓒ 中高年の女性に好発する
ⓓ 別概念である　ⓔ 糖尿病は本症の危険因子である

Question 7

22歳の女性．3か月前からの筋のこわばりを主訴に来院した．意識は清明．身長160 cm，体重50 kg，体温36.5℃，脈拍92/分・整，血圧100/60 mmHg，浮腫を認めない．
尿所見：蛋白(－)，糖(－)，潜血(－)，沈渣に異常を認めない．
血液所見：赤血球390万/μL，Hb 13.2 g/dL，Ht 36％，白血球7,000/μL，血小板19万/μL．
血液生化学所見：血清総蛋白7.1 g/dL，血清アルブミン4.3 g/dL，血中尿素窒素16 mg/dL，血清クレアチニン0.8 mg/dL，総コレステロール160 mg/dL，トリグリセリド90 mg/dL，AST 21 IU/L，ALT 18 IU/L，γ-GTP 30 IU/L(基準8〜50 IU/L)，Na 147 mEq/L，K 3.1 mEq/L，Cl 101 mEq/L，Ca 8.9 mg/dL，Mg 1.1 mg/dL(基準1.6〜2.6 mg/dL)，血漿レニン活性7 ng/mL/時(基準1.2〜2.5 ng/mL/時)，アルドステロン50 ng/dL(基準5〜10 ng/dL)，尿中カルシウム・クレアチニン排泄比0.1以下(基準0.1〜0.2)．
動脈血ガス分析(自発呼吸，室内気)：pH 7.47，PaO_2 96 torr，$PaCO_2$ 47 torr，HCO_3^- 34 mEq/L．

1 この疾患の病態として最も重要なものはどれか．1つ選べ

ⓐ 集合管の水チャンネル異常
ⓑ メサンギウム細胞の糸球体基底膜への介入
ⓒ 上皮細胞の足突起消失
ⓓ 遠位尿細管Na^+–Cl^-共輸送体の異常
ⓔ 抗アクアポリン抗体の出現

2 現時点でまず行うべき補充治療として最適なものはどれか．1つ選べ

ⓐ カリウム
ⓑ マグネシウム
ⓒ ナトリウム
ⓓ クロール
ⓔ 重炭酸イオン

正解　1：ⓓ　2：ⓑ

解法へのアプローチ

22歳，筋のこわばり，低K血症，低Mg血症より成人発症で電解質異常をきたす疾患を考える．血圧正常より偽性Bartter症候群，原発性アルドステロン症，腎血管性高血圧症，Liddle症候群は否定的．代謝性アルカローシスでFanconi症候群が除外され，代わりにGitelman症候群が鑑別に挙がる．低Ca尿症と頻脈もGitelman症候群に合致．本症では尿細管の機能異常がみられる．なお，KとMgの同時欠乏ではMgから補充する．特に主訴が筋のこわばりであり，低K血症よりも低Mg血症の補正を優先する．

病態生理　Gitelman症候群の原因は遠位尿細管 Na^+-Cl^- 共輸送体をコードするSLC12A3の異常による（1ⓓ）．Cl^- の再吸収が阻害されて低Cl状態となると傍糸球体(JG)細胞からレニンが分泌されてRAA系が亢進する．アルドステロンは遠位尿細管での K^+ 排泄を促進するため低K血症となる．また，生理的条件下では遠位尿細管のTRPM6というチャンネルが Mg^{2+} の再吸収を行っている．Na^+-Cl^- 共輸送体をノックアウトしたマウスではTRPM6の発現低下が起こり，Mg^{2+} の再吸収が阻害されることが知られている．これはGitelman症候群でみられる低Mg血症を説明するのに都合がよい．以下に低Mg血症患者にみられる臨床症候に関する病態を3つ記載する．① Mg^{2+} はカテコールアミン放出を抑制する作用があるため，欠乏すると頻脈となる．② Mg^{2+} は骨格筋でのATPの代謝やアクチン重合に必須であるため，欠乏すると筋力が低下する．③ Mg^{2+} 濃度が低下すると神経が脱分極しやすくなることが実験的に確かめられており，これがテタニーや痙攣のトリガーになる．

主要症候　学童期以降に自覚症状が出ることが多い．特に高頻度にみられる症候はテタニー，脱力感，動悸である．皮膚感覚障害，腱反射亢進，痙攣がそれに続く．腎不全に至ったという症例報告もあるが通常は予後良好．

検査　低K血症，低Mg血症，高レニン，高アルドステロン，低Ca尿症，正常血圧を証明する．十分なインフォームドコンセントのうえで遺伝子診断を行い，診断の参考とすることも可能．

治療　電解質補充を実施する．低Mg血症はいまだ不明の機序により尿中へのK排泄を増加させるため，Kの補充を先行しても治療に難渋する．まずはMgの補充を行い，それでも低K血症が遷延する場合にKの経口補充とする（2ⓐⓑ）．血清Mg＜1.2 mg/dL以下で緊急性がある場合は2gの $MgSO_4$ を5～10分かけて静注する．それ以降の具体的治療には意見の統一がないため「経験のある医師の助言を得る」との記載に留める．

臨床アドバイス

Bartter症候群と比較すると臨床症候は軽度で無症状の場合もある．「少し体がチクチクするようです」という軽度の感覚障害のみの症例もあった．

予想問題

Gitelman症候群について特徴的なものはどれか．2つ選べ

ⓐ Ⅲ度房室ブロック
ⓑ テタニー
ⓒ 脱力
ⓓ 低レニン血症
ⓔ 乳児発症

正解　ⓑ，ⓒ
ⓐ これはむしろ高Mg血症で特徴的　ⓓ 高レニンとなる　ⓔ 学童期～成人にかけて発症しやすい

Question 1

56歳の男性．駅の階段を昇る際に息切れが出ることを主訴に来院した．10年前から粘膿性痰を自覚していた．大学生のころから慢性副鼻腔炎にて定期的に耳鼻科を受診している．身長171 cm，体重70 kg．体温37.2℃，脈拍80回/分・整，血圧120/80 mmHg，呼吸数16回/分．喀痰のGram染色で緑膿菌が検出された．

血液所見：赤沈40 mm/時，白血球8,000/μL．

免疫学所見：IgG 1,570 mg/dL（基準739〜1,649 mg/dL），IgA 717 mg/dL（基準107〜363 mg/dL），IgM 192 mg/dL（46〜260 mg/dL）．

胸部単純X線写真と胸部単純CTを示す．

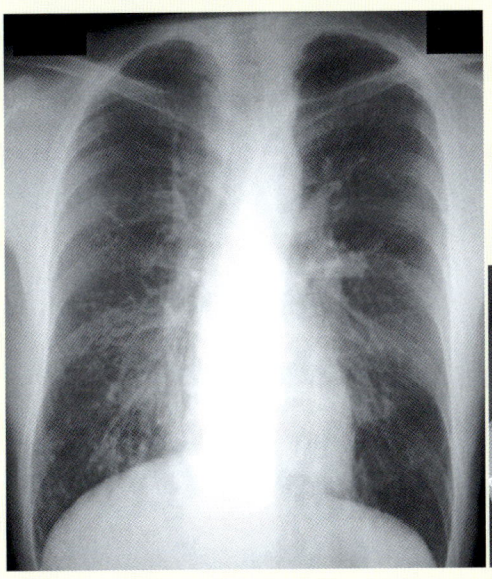

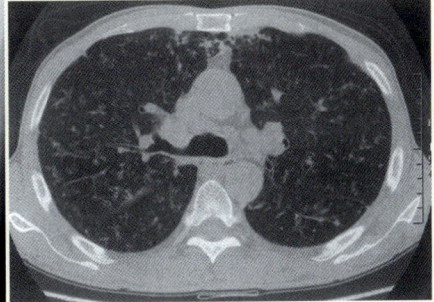

胸部単純X線写真[1]　　胸部単純CT[2]

1 この疾患の特徴として誤っているものはどれか．1つ選べ

ⓐ 喫煙は発症の危険因子である
ⓑ 緑膿菌検出例でもマクロライド少量長期療法は有効である
ⓒ 両側肺野に吸気時のcoarse cracklesと呼気時のwheezesが聴取される
ⓓ HLA-B54の保有は診断の参考になる
ⓔ 肺生検で呼吸細気管支腔の狭窄がみられる

正解 1：ⓐ

解法へのアプローチ

息切れ，**粘膿性痰と慢性副鼻腔炎の病歴**，**緑膿菌の検出**，**IgA の上昇**よりびまん性汎細気管支炎（diffuse panbronchiolitis；DPB）の診断は容易である．胸部単純 X 線写真では肺過膨張と両側肺野の粒状網状影がみられ，胸部 CT では小葉中心性の粒状影のほか，細気管支壁肥厚と細気管支の拡張もみられ本症に合致する．本症の発症には喫煙の関与は認められていない．

病態生理 呼吸細気管支の慢性炎症と線毛の機能不全に起因する．炎症は細気管支腔内のみならず，壁や壁周囲にも波及するため「汎細気管支炎」と呼ばれる．人種特異性が高く日本人に多いことから，遺伝的素因の関与が考えられている．

主要症候 発症は中年以降に多く，性差は認められない．受診理由としては湿性咳嗽と労作時の息切れが多い．胸部聴診では湿性ラ音と乾性ラ音の両方がみられる（ⓒ）．慢性副鼻腔炎の合併例では鼻閉や後鼻漏もみられる．病状が進行すると痰の量が増加して安静時にも息切れが出現する．このように呼吸不全が長期化するとばち指を呈することがある．

検査 胸部単純 X 線写真で肺過膨張と両側肺野の粒状網状影がみられ，胸部 CT では小葉中心性の粒状影が認められる．細気管支の壁肥厚や拡張もみられる．肺生検では呼吸細気管支領域にリンパ球浸潤と泡沫細胞（foam cell），リンパ濾胞がみられる．これらにより呼吸細気管支は狭小化する（ⓔ）．呼吸機能検査では 1 秒量低下と残気量の増加，肺活量の低下という混合性障害がみられる．動脈血酸素分圧は早期から低下し，病状の進行とともに二酸化炭素が蓄積する．なお，病変の主座は呼吸細気管支であるため肺拡散能は保たれる．血清 IgA と寒冷凝集反応の持続高値は診断の参考となる．本症には HLA-B54（ⓓ）の保因者が多く，これも調査する．

治療 第一選択はエリスロマイシンの少量長期投与で 400 mg ないし 600 mg/日を分 2 ないし分 3 で 6 か月〜2 年間経口投与する．エリスロマイシンが使用不可能な場合はクラリスロマイシン 200 mg/日の分 1 経口投与を行う．これら 14 員環系マクロライドは気道炎症の鎮静作用と線毛機能の活性作用により病態を改善するため，本来スペクトラムに入っていない緑膿菌にも有効である（ⓑ）．痰の貯留は炎症を増悪させ病態を悪化させるため，ネブライザーや体位，tapping による排痰も推奨される．

臨床アドバイス

気管支喘息や HTLV-1 associated bronchioloalveolar disorder（HABA）との鑑別に悩むことがある．HABA にマクロライド少量長期投与を実施しても無効であるため，DPB を疑った場合には抗 HTLV-1 抗体も調べておくことを勧める．気管支喘息との鑑別には肺生検が有益．好酸球優位の浸潤があれば気管支喘息が疑われ，リンパ球優位の浸潤やリンパ濾胞がみられれば DPB が示唆される．

予想問題

びまん性汎細気管支炎で正しいものはどれか．2 つ選べ

ⓐ 寒冷凝集反応の持続高値をみる
ⓑ 肺拡散能が低下する
ⓒ 日本人よりも欧米人に多い
ⓓ 肺生検では好酸球の浸潤像がみられる
ⓔ HTLV-1 associated bronchioloalveolar disorder と臨床症状が似る

正解 ⓐ，ⓔ
ⓑ 肺拡散能は保たれる　ⓒ 日本人に多く欧米人ではまれ　ⓓ リンパ球浸潤やリンパ濾胞がみられる

Question 2

37歳の女性．突然の呼吸困難を主訴に来院した．生理痛が強かったため解熱鎮痛薬を服用したところ，30分後から強い息切れが出現した．既往歴に鼻ポリープがあり，3週間前から鼻閉と嗅覚低下が増悪したため，耳鼻科に通院している最中だった．意識は清明．身長152 cm，体重50 kg．呼吸数24回/分，脈拍100回/分・整，血圧120/70 mmHg．SpO$_2$ 87％（室内気）．呼気の延長がみられ，前胸部にwheezesが聴取される．心音に異常はない．腹部は平坦・軟で，肝・脾を触知しない．四肢に浮腫はなく皮膚色調に異常はみられない．

1 まず行うべき処置はどれか．2つ選べ

- ⓐ 胸腔穿刺
- ⓑ 鼻腔の観察
- ⓒ 酸素投与
- ⓓ エピネフリン0.1〜0.3 mgの皮下注射
- ⓔ 気管挿管

2 この疾患で正しいものはどれか．1つ選べ

- ⓐ 病態にIgE抗体が関連する
- ⓑ 成人女性よりも成人男性に多い
- ⓒ 非アトピー性である
- ⓓ 季節性がある
- ⓔ ラテックスアレルギーを合併しやすい

正解　1：ⓒ, ⓓ　2：ⓑ

解法へのアプローチ

解熱鎮痛薬服用30分後の呼吸困難と鼻ポリープの既往よりアスピリン喘息と診断する．呼吸数24回/分でSpO_2 87%と酸素化が悪いため，まず酸素投与を行う．気管支喘息に対する気管挿管の適応は意識消失と呼吸停止であり，本症例には不適切．また，アスピリン喘息は薬理学的に引き起こされるものであり，抗原抗体反応とは関係がない(2ⓔ)．

病態生理　アスピリンやそのほかの非ステロイド性消炎鎮痛薬(nonsteroidal antiinflammatory drug；NSAID)はシクロオキシゲナーゼ(COX)を阻害するため，アラキドン酸からのプロスタグランジン(PG)産生が低下する．PGE_1とPGE_2は気管支に多く分布しており，気管支拡張作用をもつため，これらの低下が気管支狭窄を引き起こす．また，PG産生に使用されなかったアラキドン酸の多くが5-リポキシゲナーゼ経路に入るため，アレルギー物質であるシステイニルロイコトリエンの過剰産生が起こる．これにより気管支はさらに狭窄することとなる．また，遺伝的素因の関連も指摘されており，システイニルロイコトリエン合成酵素遺伝子の機能的多型によりロイコトリエンの産生が亢進することも病因の1つである．

主要症候　本症は成人喘息の約5%を占め，女性に多い疾患である(2ⓑ)．典型的な服薬歴と呼吸器症状に加え，鼻ポリープや副鼻腔炎の既往歴が重要．鼻閉や鼻汁による嗅覚障害が喘息症状に同調することがある．呼吸困難は強く意識障害やショックなど致死的な転帰をとることがある．遅発反応はみられないため，発症から24時間までの治療が重要．なお，小児やアトピー素因保持者に発症することはまれである(2ⓒ)．

検査　詳細な病歴聴取に勝るものはない．アスピリンをはじめとするNSAIDによる負荷試験もあるが，誘発される症状が多彩かつ大発作のリスクを伴うため，呼吸器内科医師によるインフォームドコンセントと厳重管理のもとで実施されなければならない．

治療　発作時には十分な酸素化とエピネフリン0.1〜0.3 mgの皮下注射や筋肉注射が有効(1ⓓ)．エピネフリンは早期からの投与が望ましく，繰り返しの投与も可能．副腎皮質ステロイド薬を使用する場合，リン酸エステル型のデカドロン®やリンデロン®を点滴で用いる．本症ではコハク酸エステル型の副腎皮質ステロイド薬投与で悪化することがあるため用いるべきでない．全身状態が許せばロイコトリエン拮抗薬の内服も行う．長期管理において最も大事なことは可能な範囲でNSAIDの使用を避けることである．

臨床アドバイス

NSAIDのみならず香水や香辛料で発作を誘発することもあるため，これに関しても生活指導を行う．発熱時はクーリングで対応し，どうしても必要な場合はチアラミド塩酸塩(ソランタール®)やペンタゾシン，COX-2選択性のNSAIDを使用する．

予想問題

アスピリン喘息について正しいものはどれか．2つ選べ

ⓐ 嗅覚障害と喘息症状が同調することがある
ⓑ 治療の第一選択はコハク酸エステル型副腎皮質ステロイド薬の急速静注
ⓒ 病態の基盤はピリンアレルギーである
ⓓ 72時間以上持続する呼吸苦が特徴的
ⓔ 成人女性に多い

正解　ⓐ, ⓔ
ⓑ 禁忌　ⓒ ピリンアレルギーとは関係ない　ⓓ 発作の持続は原則24時間以内

Question 3

20歳の女性．呼吸困難を主訴に来院した．4日前から乾性咳嗽が出現し，2日前から発熱，肩の痛み，胸痛を訴えるようになった．既往歴と家族歴に特記すべきことなし．現在大学2年生．7日前からは20歳になったこともあり，喫煙を始めている．意識清明．身長160 cm，体重55 kg．胸部両側下部に fine crackles が認められる．体温36.8℃，脈拍98回/分・整，血圧120/60 mmHg，呼吸数24回/分．SaO_2 88%（室内気）．

血液所見：赤血球394万/μL，Hb 13.7 g/dL，Ht 41%，白血球 13,800/μL（桿状核好中球12%，分葉核好中球24%，好酸球56%，単球1%，リンパ球7%），血小板25万/μL．
胸部単純X線写真を示す．

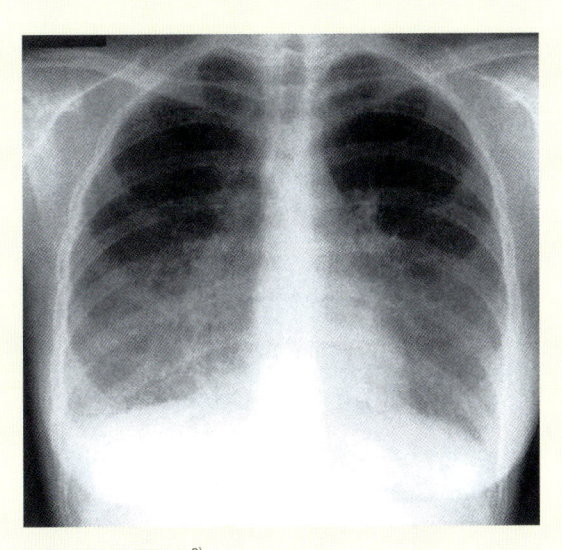

胸部単純X線写真[3)]

1 次にすべき検査はどれか．1つ選べ

- ⓐ 気管支肺胞洗浄
- ⓑ 胸部造影CT
- ⓒ ホルター心電図
- ⓓ 胸腔鏡
- ⓔ 喀痰細菌検査

正解 1：ⓐ

解法へのアプローチ

初喫煙から数日後の呼吸困難，末梢血好酸球増加，胸部CTでの胸水から急性好酸球肺炎が考えられる．なお，好酸球の増加から市中肺炎は否定的．気管支肺胞洗浄液で好酸球増加を証明することで確定診断となる．

病態生理 PIE(pulmonary infiltration with eosinophilia)症候群に含まれ，肺胞隔壁や肺胞腔への好酸球浸潤と末梢血好酸球増加を特徴とする．好酸球が引き起こす一種の間質性肺炎ともいえるが病初期には肺線維化の所見に乏しい．好酸球の浸潤が細気管支や小葉間間質，胸膜に及ぶ症例や，肺胞腔内にフィブリン沈着が認められる症例もある．喫煙や薬剤が契機になることが多く，アミオダロン，ブレオマイシン，カプトプリル，金製剤，メトトレキサート，フェニトイン，ミノサイクリン，カルバマゼピン，アスピリンなどが誘因になったという報告がある．IL-5とオステオポンチンの上昇が病態を形成するという説もあるが詳細はいまだ不明．

主要症候 原因物質への曝露から数日～1週間程度の経過で発症する例が多い．20～40歳代に好発する．発熱，乾性咳嗽，呼吸困難，胸痛が起こる．頭痛や腹痛，筋肉痛がみられることもある．症状は急速に進行する傾向があり，時にSaO_2が90%を下回るような重篤な呼吸不全を起こす．身体診察では両肺野に fine crackles や coarse crackles が聴取される．なお，気管支喘息を伴うことはまれ．

検査 末梢血で白血球の上昇がみられる．病初期には好中球増加が目立ち，次第に好酸球優位に移行する．血清CRPの上昇をみる．胸部CTでの胸水貯留所見が特徴的．そのほか，両肺にびまん性のすりガラス状陰影や浸潤影がみられ，小葉間隔壁の肥厚も認められる．肺の辺縁部や外側部のみに浸潤影がみられる逆肺水腫型の画像所見を呈するものもあり，これは慢性好酸球性肺炎と画像所見が似ている．気管支肺胞洗浄液で好酸球分画が25%以上になっていることを証明することは診断に必須であり，かつ感染症を鑑別するという目的においても重要である(ⓐ)

治療 副腎皮質ステロイド薬が著効する．一般的にはプレドニゾロン40～60 mg/日を症状や画像所見が改善するまで投与する．改善後は約1か月かけて漸減する．重症の呼吸不全を伴う例ではステロイドパルス療法を行う．つまりメチルプレドニゾロン1 g/日を3日投与する．特定の薬剤や喫煙など原因が明らかなものは，それらを控えることで高率に再発を防ぐことができる．

臨床アドバイス

本疾患の半数はIgEが上昇する．好酸球が増加することも踏まえて過敏性肺炎との鑑別をしっかり行うべき．また，本症は造影剤によっても引き起こされることを覚えておく．

予想問題

急性好酸球性肺炎について誤っているものはどれか．1つ選べ

ⓐ 女性に好発
ⓑ 胸水
ⓒ 急速な進行
ⓓ IgEの上昇
ⓔ 喫煙による誘発

正解 ⓐ やや男性に多く，男女比は2:1

Question 4

31歳の男性.「術後管理中に患者の動脈血酸素飽和度が低下した」と担当の看護師からコールがあった. 意識清明, 体温36.9℃, 脈拍98回/分・整, 血圧120/70 mmHg, 呼吸数28回/分. FiO_2 0.6でSaO_2 84%. 両肺野に吸気時のcoarse cracklesと呼気時のwheezesを聴取する. 家族歴, 生活歴に特記すべきことなし. 2日前に腹膜炎で緊急開腹術を受けており2,000 mLの輸血も受けている.
なお, 心臓超音波で異常はみられなかった.
胸部単純X線写真を示す.

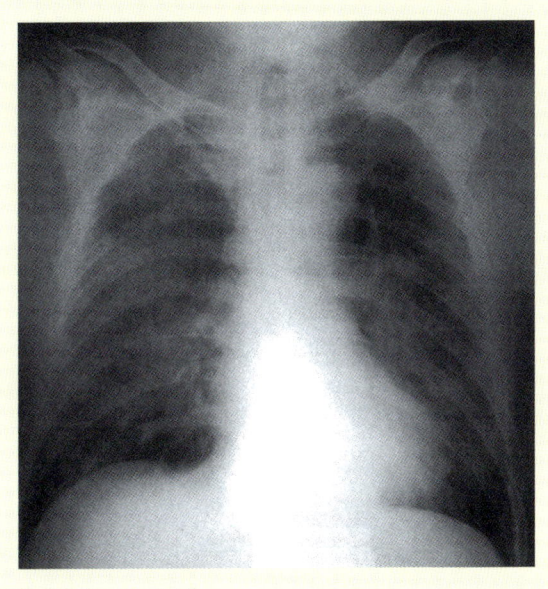

胸部単純X線写真[4)]

1 この疾患への対処で正しいものはどれか. 2つ選べ

 ⓐ 人工呼吸器を使用する場合は1回換気量を少なく設定する
 ⓑ サーファクタント補充療法を行う
 ⓒ 糖質コルチコイドの使用は死亡率を有意に改善する
 ⓓ 肺コンプライアンスは低下する
 ⓔ 肺動脈楔入圧は18 mmHg以上と予想される

正解　1：ⓐ, ⓓ

解法へのアプローチ

術後と輸血，急速発症の呼吸困難，低酸素血症，胸部単純X線写真で心拡大のない肺水腫陰影から急性呼吸促迫症候群（acute respiratory distress syndrome；ARDS）が疑われる．心エコーからも心原性肺水腫は否定的．本症では肺胞腔への液体貯留と肺線維化のため肺コンプライアンスが低下する．後述するとおり人工呼吸器管理の際には低容量換気が推奨される．

病態生理　ARDSの経過は滲出期，増殖期，線維化期の3相．最初の7日間が滲出期．外傷や薬物・毒物の吸引，肺炎や敗血症などによって肺毛細血管内皮とⅠ型肺胞上皮細胞が崩壊する．その結果，細胞の残骸やサーファクタントを含んだ蛋白濃度の高い液体が肺胞と間質に貯留し，肺コンプライアンスの低下を招く（ⓓ）．組織崩壊によりIL-1，IL-8，TNFα，ロイコトリエンB4が増加し，好中球が遊走する．これら集合体がヒアリン膜を形成して肺胞内を占拠し，死腔増大と肺動脈毛細血管圧迫をきたす．死腔増大は低酸素血症と高二酸化炭素血症を，毛細血管圧迫は肺高血圧症を起こす．なお，好中球エラスターゼも病態を悪化させる．第7〜21病日が増殖期．Ⅱ型肺胞上皮細胞が増殖を開始してサーファクタント合成のみならずⅠ型肺胞上皮細胞に分化して肺組織を修復する．人工呼吸器からの離脱はこの時期に多い．増殖期に肺線維症マーカーである肺胞Ⅲ型プロコラーゲンペプチドが上昇することは死亡率悪化を予見させる．発症から第21病日以降で多くの患者の肺機能が回復する．だが，一部は線維化期を迎え，肺胞管と間質が線維化する．この場合はさらなる肺コンプライアンス低下と肺高血圧症の悪化を招くため長期間の酸素療法が必要．

主要症候　呼吸困難が急速に発症して進行する．内科的起因では細菌性肺炎が最多．敗血症，胃内容物の誤嚥，輸血，薬・毒物がそれに続く．外科的起因では肋骨骨折と開胸術後が多い．頻度は低いが頭部外傷や熱傷によるものもある．

検査　動脈血酸素分圧/吸入酸素分画比（PaO_2/FiO_2比）200以下．胸部単純X線写真で広範な肺野浸潤影．肺動脈楔入圧≦18 mmHgを証明する（ⓔ）．胸部単純X線写真で心拡大と胸水貯留がないことは心原性肺水腫との鑑別点．

治療　低容量換気（6 mL/kg）が推奨される（ⓐ）．本症では病変が不均一なため，1回換気量を多くすると正常肺胞が過膨張して人工呼吸器関連肺損傷を誘発するからである．呼気終末陽圧換気（positive end-expiratory pressure；PEEP）も設定して水腫による肺胞の虚脱を防ぐ．利尿薬や水分制限は機械換気期間を短縮するが，死亡率は改善せず．サーファクタント補充は無効．糖質コルチコイドは懐疑的（ⓑⓒ）．

臨床アドバイス

ARDSの死亡率は約50％で死因の多くは肺以外の臓器不全なので生存率上昇のためには原疾患やショックに対する治療が不可欠．また代謝性アシドーシスは本症を悪化させるので，薬・毒物摂取が起因の場合はpHとBEをチェックして対策を練る．

予想問題

ARDSについて正しいものはどれか．1つ選べ

ⓐ サーファクタント補充療法が死亡率を改善する
ⓑ 新生児に好発する
ⓒ 胸部単純X線写真で心拡大する
ⓓ 肺動脈楔入圧が18 mmHgを超える
ⓔ 肺高血圧症を起こす

正解　ⓔ
ⓐ 改善しない　ⓑ ARDSの"A"は米国ではadultと訳されることもある　ⓒ 心原性肺水腫では拡大する　ⓓ 18 mmHg以下である

Question 5

44歳の男性．1か月前からの息切れを主訴に来院した．息切れは労作時に増悪するという．4か月前から咳嗽を自覚していた．体温36.3℃，呼吸数20回/分，脈拍88回/分・整，血圧120/70 mmHg．SaO₂ 91％（室内気）．聴診で下肺野に fine crackles を聴取する．
血液所見：赤血球420万/μL，Ht 42％，白血球5,400/μL，血小板18万/μL．
免疫学的所見：CRP 0.2 mg/dL，CEA 2.3 ng/mL（基準5 ng/mL以下）．
血液生化学検査に異常はみられない．
胸部単純X線写真と胸部単純CT，および気管支肺胞洗浄液の写真を示す．

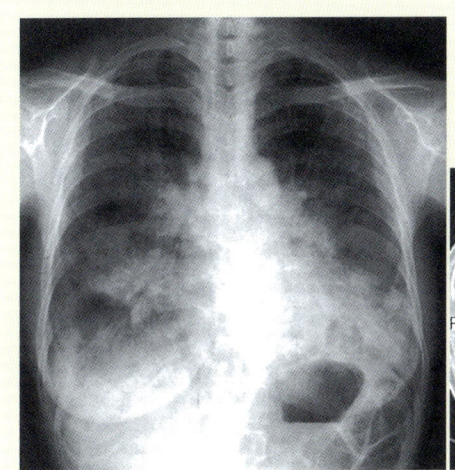

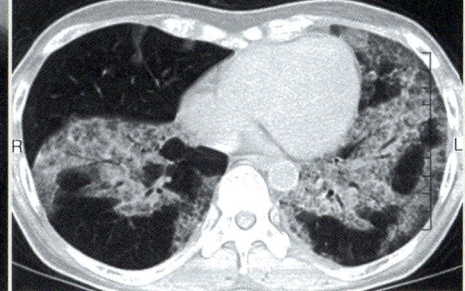

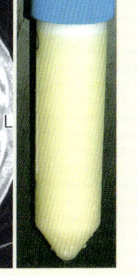

胸部単純X線写真[5]　　　胸部単純CT[5]　　　気管支肺胞洗浄液[5]

1 現時点で優先すべき治療はどれか．2つ選べ

ⓐ 全身麻酔下での片肺全肺洗浄
ⓑ ステロイドパルス療法
ⓒ GM-CSFの吸入
ⓓ 酸素投与
ⓔ ニューキノロン系抗菌薬の静脈投与

正解　1：ⓐ, ⓓ　禁忌：ⓑ

解法へのアプローチ

中年男性の乾性咳嗽と呼吸困難，胸部CTでメロン皮様の網目状陰影，白濁した気管支肺胞洗浄液で肺胞蛋白症と診断する．現時点で低酸素血症になりつつあるため，酸素投与と全身麻酔下での肺洗浄を優先する．

病態生理　GM-CSFは肺胞マクロファージが分化成熟するために必要なサイトカインである．本症はこのGM-CSFに対する免疫グロブリンGアイソタイプの中和抗体が出現する自己免疫疾患である．自己抗体によりGM-CSFが活性を失うことで肺胞マクロファージは機能障害を起こし，肺サーファクタントのクリアランスが低下する．結果として肺胞腔にサーファクタントとサーファクタントアポ蛋白が蓄積して換気障害をきたす．なお，肺胞蛋白症は後天性，先天性，二次性の3種に分類される．このうち後天性が最も多く全体の90％以上を占める．先天性のものは常染色体劣性遺伝形式と考えられており，*SP-B*遺伝子のコドン121のCCCの最初のCがGAAに置換されるというフレームシフトのホモ接合体に起因することが示唆されている．二次性のものはリシン尿性蛋白不耐症や珪肺，骨髄異形成症候群によるものなどが報告されている．

主要症候　罹患率は10万人あたり1人で，好発は30～50歳代の男性．乾性咳嗽，全身倦怠感，体重減少，労作時呼吸困難がみられる．喀痰は軽度だが，ゼラチン様の塊状痰を喀出することもある．両側下肺野にfine cracklesが聴取される．

検査　気管支肺胞洗浄でPAS染色陽性の白濁液を証明することにより確定診断できる．胸部単純CTでメロン皮様の網目状陰影がみられる．胸部単純X線写真では両側肺門から広がるbutterfly shadowが特徴的だが，心拡大がないことを確認して心原性肺水腫と鑑別することも重要．感度は低いが血中にGM-CSF抗体が認められることがある．SP-AやSP-Dなど肺サーファクタントを構成する物質が血液中で増加している．CRP上昇や赤沈亢進などの炎症所見はみられない．

治療　本症の30％は自然軽快する．臨床症状の悪化とともに，肺拡散能やPaO$_2$が低下しているケースでは，全身麻酔下で肺洗浄を行う(ⓐ)．これにより呼吸困難や低酸素血症が改善する．この効果は長期間持続することがある．副腎皮質ステロイド薬は肺胞マクロファージの機能低下を助長させるため禁忌(ⓑ)．

臨床アドバイス

生理的状況下におけるSP-Aは肺胞マクロファージのFcR依存性貪食機能を活性化する作用をもち，SP-Dは*Klebsiella*などのGram陰性桿菌に結合して肺胞マクロファージのフリーラジカル産生を活発化させている．肺胞マクロファージそのものの機能低下も踏まえ，本症では呼吸器感染症に関するリスクを抱えていると考えるべきである．そのため喀痰増悪時，高熱時，CRP上昇や赤沈亢進をみた際には呼吸器感染症を疑って診療すべきである．

予想問題

肺胞蛋白症の説明として正しいものはどれか．2つ選べ

ⓐ 呼吸器感染症のリスク
ⓑ 若年女性に好発
ⓒ 肺胞マクロファージの機能低下
ⓓ ステロイドパルス療法の奏効
ⓔ 赤血球沈降速度（赤沈）の亢進

正解　ⓐ, ⓒ
ⓑ 中年男性に好発　ⓓ 肺胞マクロファージの機能低下をきたすため禁忌　ⓔ 炎症所見は原則としてみられない

Question 6

60歳の男性．4か月前からの労作時息切れを主訴に来院した．2年前の会社の健康診断で胸部単純X線写真にて異常を指摘されたが，今回まで受診しなかった．30歳から55歳までビルの解体業務を行っていた．喫煙歴は20本/日を35年間．家族歴に特記すべきことなし．身長170 cm，体重64 kg．体温36.2℃，呼吸数17回/分，脈拍72回/分・整，血圧130/80 mmHg．
肺機能検査所見：%VC 74%，$FEV_{1.0}$% 84%．
今回受診時の胸部単純X線写真と気管支肺胞洗浄標本を示す．

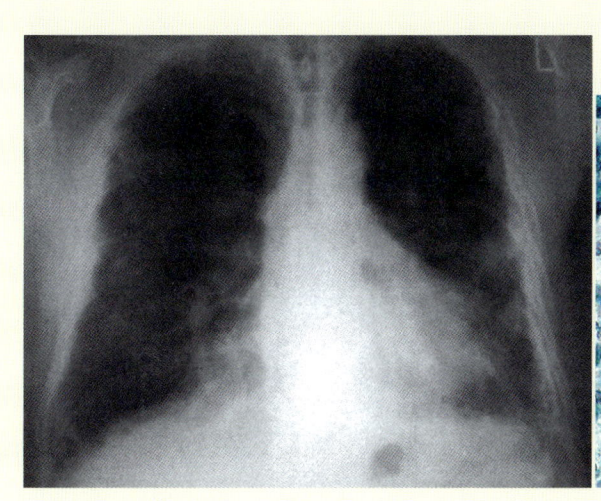

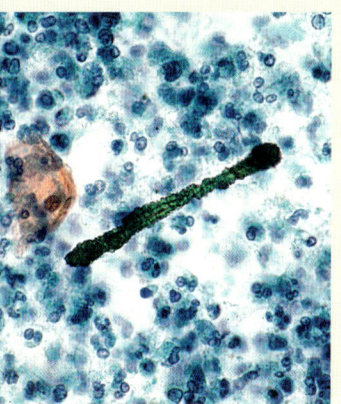

胸部単純X線写真[6]　　　気管支肺胞洗浄標本[7]

1 この患者で今後発症の恐れがある疾患はどれか．2つ選べ

ⓐ 肺癌
ⓑ 奇形腫
ⓒ 肺胞蛋白症
ⓓ 珪肺症
ⓔ 胸膜中皮腫

正解　1：ⓐ，ⓔ

解法へのアプローチ

ビルの解体業務，労作時呼吸困難，%VCの低下，胸部単純X線写真での胸膜肥厚と両側中下肺野線状網状影，気管支肺胞洗浄標本での石綿小体から石綿肺を考える．ほかのアスベスト関連疾患としては肺癌や胸膜中皮腫がある．

病態生理　アスベストは鉱物性ケイ素化合物の総称であり，chrysolite, amosite, anthophyllite, crocidolite がある．これらは断熱性や電気的絶縁性があるため工業用途として広く使われていた．アスベストは遷移金属であり，活性酸素を強く誘導産生する．そのためこれを吸引すると，肺胞マクロファージが産生する活性酸素と相まって多大な酸化障害を受ける．この病態によって起こる疾患群の総称をアスベスト関連疾患と呼び，そのなかで間質がびまん性に線維化するものを石綿肺と呼ぶ．これは一種の間質性肺炎である．

主要症候　初期症状は労作時息切れと，それによる運動能力の低下である．咳や痰がみられる患者も多い．両側肺底部の捻髪音は特徴的身体所見である．なお，石綿肺のみならず，アスベスト関連疾患は曝露から症状出現までに10年以上を要するため詳細な病歴聴取が重要．

検査　特徴的な形態学的変化として胸部単純X線写真での両側下肺野線状網状影と胸膜プラークがある．胸膜プラークは壁側胸膜の肥厚で下肺野，心臓，横隔膜に沿って好発し，時間の経過とともに石灰化してくる傾向がある（1〜2mm以下と薄くて石灰化を伴わず，肋間静脈と鑑別が難しいものには造影CTが有効）．これはアスベスト曝露に起因する最も早期かつ高頻度の病変である．加えて厚生労働省検討会報告書[文献1]の「胸膜プラークは石綿曝露によってのみ発生すると考えてよい」という1文も踏まえると，わが国では過去の石綿曝露を意味する重要な所見と理解してよい．なお，胸膜プラークは息切れなど臨床症状の重症度とは相関しないため，あくまでも石綿曝露の病歴を示唆する所見としてのみ重要である．呼吸機能検査では肺活量の低下など拘束性肺疾患の所見がみられる．また，気管支肺胞洗浄液で石綿小体を証明することも診断特異性が高い．

治療　石綿肺に対する根本的治療はない．鎮咳剤や去痰剤，酸素投与などの対症療法が主である．なお，石綿の曝露と喫煙が重なると肺癌のリスクが極めて高くなることが知られている．Selikoffら[文献2]の報告をみると，非喫煙者の肺癌リスクを1とした場合，喫煙者は10倍，石綿曝露者は5倍，両方の曝露を受けた群は50倍となっている．禁煙は肺癌のリスクを下げるため必須である．

臨床アドバイス

胸痛が出現した場合は肺癌の壁側胸膜浸潤のほか，胸膜中皮腫を疑って精査する（ⓐⓔ）．胸膜中皮腫は予後不良といわれるが，最も頻度の高い上皮型に関しては手術，化学療法，放射線療法による集学的療法により予後が改善してきている．

予想問題

石綿肺について誤っているものはどれか．1つ選べ

ⓐ 喫煙している患者には禁煙を勧める
ⓑ 呼吸機能検査では閉塞性肺疾患の所見がみられる
ⓒ アスベスト曝露が原因となる
ⓓ 胸膜プラークと肋間静脈の鑑別に造影CTが有効
ⓔ 気管支肺胞洗浄が診断に有効

正解　ⓑ　石綿肺は拘束性肺疾患となる

文献

1) 石綿ばく露労働者に発生した疾病の認定基準に関する検討会報告書．2003
2) Selikoff IJ, Hammond EC：Asbestos and smoking. JAMA 242：458-459, 1979

Question 7

28歳の女性．息切れを主訴に来院した．2年前に咳が出現し，最近になって息切れが増悪してきた．身長157 cm，体重53 kg．脈拍88回/分・整．心雑音はなく眼瞼結膜は貧血様．両側下肺野にfine cracklesを聴取する．既往歴に特記すべきことなし．喫煙歴はない．
血液所見：赤血球474万/μL，Hb 13.0 g/dL，Ht 40％，白血球6,400/μL．
血清生化学所見：総蛋白6.7 g/dL，アルブミン4.1 g/dL．
免疫学的所見：CRP 0.2 mg/dL，リウマトイド因子陰性，抗核抗体陰性．
胸部単純CTおよび胸腔鏡下肺生検組織のHE染色標本を示す．

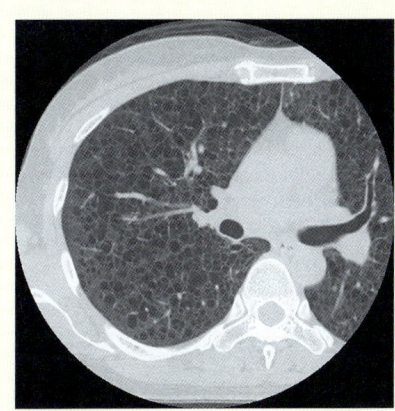

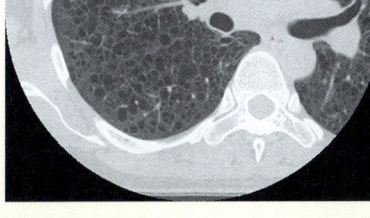

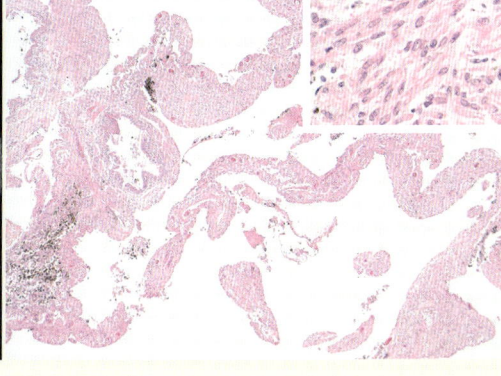

胸部単純CT[8]　　　HE染色標本[8]

1 この疾患で誤っているものはどれか．1つ選べ

ⓐ 再発性気胸
ⓑ 乳び胸
ⓒ 妊娠にて症状軽快
ⓓ 肺拡散能の低下
ⓔ 腎血管筋脂肪腫の合併

正解 1：ⓒ

解法へのアプローチ

20歳代女性の息切れ，CTでびまん性の囊胞構造，肺生検で平滑筋の増殖と肺胞腔の破壊からリンパ脈管筋腫症（lymphangioleiomyomatosis；LAM）を疑う．本症は妊娠で増悪する．

病態生理 哺乳類ラパマイシン標的蛋白（mTOR）は細胞増殖とリンパ管新生を促す．mTORは第9染色体上にある*TSC1*遺伝子からつくられるハマルチン蛋白，そして第16番染色体上にある*TSC2*遺伝子からつくられるツベリン蛋白によりコントロールされている．これら遺伝子の突然変異によりmTORが制御を失い，LAM細胞の増殖とリンパ管新生が起こる．増殖したLAM細胞によりリンパ管は閉塞し，うっ滞と破綻をきたして乳び胸をきたす（ⓑ）．LAM細胞はリンパ管内皮増殖因子（VEGF-D）を産生するため，集塊を形成して内部にリンパ管新生を起こし，これによって自らちぎれて遊離していく．これをLAM cell cluster（LCC）と呼ぶ．LCCはリンパ節に着床する能力があるため，本症はリンパ節に沿う転移性疾患ではないかという説がある．なお，LAM細胞からプロテアーゼが産生されており，囊胞形成や気胸の一因と考えられている（ⓐ）．増殖したLAM細胞により肺拡散能は低下し，細気管支の狭窄は閉塞性換気障害をきたす（ⓓ）．LAM細胞の由来は今もって不明．

主要症候 妊娠可能年齢の女性に好発する．初期症状は息切れや咳が代表的．胸痛時は気胸の合併を考える．LAM細胞が血管を閉塞破綻させると血痰を起こす．なお，本症の聴診所見に特異的な所見はない．腹部膨隆時は乳び腹水の可能性がある．

検査 胸部CTと肺生検にて形態学的変化を証明する．CTでは全肺に境界明瞭かつ薄壁を有する囊胞がびまん性にみられる．経気管支肺生検や胸腔鏡下肺生検で増殖したLAM細胞が認められる．なお，LAM細胞はHE染色で平滑筋細胞と酷似するためα-SMA抗体，HMB45抗体，ER抗体，PR抗体などによる免疫染色を併用する．患者の全身状態が悪い場合は胸水中や腹水中からLCCを証明する細胞診だけでもよい．肺機能検査では肺拡散能低下と閉塞性換気障害が最も多くみられる．

治療 mTOR阻害薬であるシロリムスが1秒率を改善，血清VEGF-D濃度を低下させうる．酸素療法とβ₂刺激薬吸入，呼吸リハビリテーションは効果的．肺移植は適応だが再発が報告されている．移植後の再発は本症が転移性疾患であることを示唆している．エストロゲンはLAM細胞を増殖させるためピルは禁忌．妊娠は本症を悪化させるうえ，シロリムスに催奇形性があるため計画が必要（ⓒ）．

臨床アドバイス

本症は腎血管筋脂肪腫を合併することがある（ⓔ）．すでにLAMと診断されている患者が突然の意識障害を起こした場合は腫瘍の破裂による出血性ショックを鑑別すべき．この場合は腫瘍血管塞栓術の適応があることを覚えておく．

予想問題

リンパ脈管筋腫症で誤っているものはどれか．1つ選べ
ⓐ 腹水
ⓑ 息切れ
ⓒ 胸痛
ⓓ 中高年男性に好発
ⓔ 肺移植後の再発

正解 ⓓ 妊娠可能年齢の女性に好発

Question 8

52歳の男性．交通外傷による右胸部痛のため搬入された．家族が運転する乗用車の助手席に座っていたところ，交差点で対向車と衝突した．シートベルトは着用していなかった．既往歴，家族歴，服薬歴に特記すべきことなし．意識清明，脈拍108回/分・整，血圧88/60 mmHg．頸静脈怒張がみられる．心音は微弱．右肺野で呼吸音を聴取しない．腹部は平坦・軟で，肝・脾を触知しない．

血液所見：赤血球400万/μL，Hb 11.0 g/dL，Ht 34%，白血球5,700/μL，血小板24万/μL．

血液生化学所見：血糖値101 mg/dL，総蛋白7.0 g/dL，アルブミン3.5 g/dL，尿素窒素14 mg/dL，クレアチニン1.0 mg/dL，AST 30 IU/L，ALT 29 IU/L，Na 142 mEq/L，K 4.7 mEq/L，Cl 99 mEq/L．

すぐに胸部単純X線写真を撮影した．

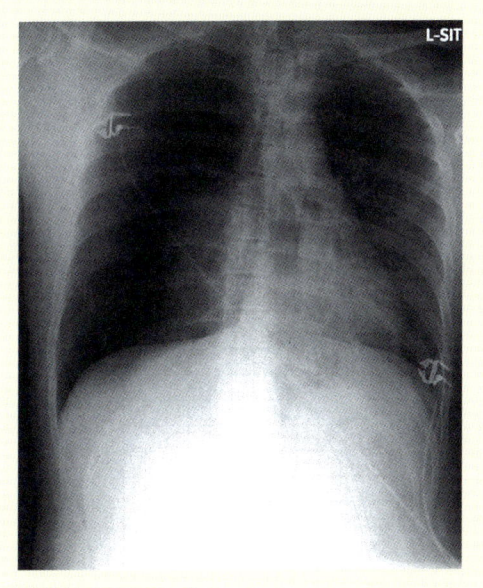

胸部単純X線写真[9]

1 次にすべきことはどれか．1つ選べ

- ⓐ CPAPの装着
- ⓑ 胸部単純CT
- ⓒ 胸部造影CT
- ⓓ 右胸腔ドレナージ
- ⓔ 左胸腔ドレナージ

正解　1：d

解法へのアプローチ

交通事故による右胸部痛と右肺野で呼吸音が聴取できないことより外傷性気胸が疑われる．さらにショックを示すバイタルサイン，頸静脈怒張と心音低下より緊張性気胸を考えなければならない．胸部単純X線写真で右肺野の透過性が亢進しているのは通常の気胸の所見であるが，縦隔までもが左に偏位している所見は緊張性気胸に特徴的である．病歴，身体所見，胸部単純X線写真で緊張性気胸の診断はついているため，胸部CT撮影は過剰な検査である．さらに言うならば，いたずらに時間を浪費することにもなって，救命率の低下の原因にもなってしまう．現時点では病側の胸腔ドレナージをして，全身状態の改善を図るべきと思われる．

病態生理　本症は気胸の一種であるが，極めて緊急性が高いことで知られている．まず肺の損傷部位や胸壁開放創から空気のリークしている部位がone-way valve（一方弁）のような構造になってしまう．このため吸気時には胸腔内に空気が流入するものの，呼気時には弁が閉じてしまい，空気が胸腔内に貯留していく．これはvalvular pneumothorax（弁状気胸）とも呼ばれ，この状態が持続すると患側胸腔内圧が極度に上昇し，患側肺の虚脱，健側への縦隔偏位，静脈還流障害による心拍出量の低下を招く．

主要症候　病側の胸痛と呼吸困難がみられる．時に「空気が吸えないようだ」と空気飢餓感を訴える患者もいる．心外閉塞・拘束性ショックをきたし，頻脈と血圧低下，意識障害をきたす．身体所見としては頸静脈怒張，気管偏位，冷汗，チアノーゼが特徴的である．病側胸部は打診で鼓音を呈する．

検査　胸部単純X線写真で病側の透過性亢進と肺血管陰影の消失，健側への縦隔偏位が認められる．通常はこの所見を得た時点で脱気すべきである．胸部単純X線写真撮影後に漫然と胸部CTを撮影することは時間の浪費である．これは救命救急医学上禁忌とも考えられ，推奨することはできない（ⓑⓒ）．

治療　早急に胸腔ドレナージを実施する．何らかの理由で胸腔ドレナージができない，あるいは胸腔ドレナージが遅れそうな場合は以下の方法で緊急脱気する．注射器に16ゲージ以上の針をつけ，第2肋間鎖骨中線の位置で肋骨上縁に沿って穿刺．穿刺中には常に陰圧をかけるように心がける．緊張性気胸にフレイルチェストを合併している場合においても気胸の治療を優先する．なお，本症に対しては胸腔ドレナージ挿入前の陽圧呼吸管理は，肺損傷部からのエアリークを増やして病態を悪化させてしまうため禁忌となる（ⓐ）．

臨床アドバイス

プレホスピタルケアではビニール片の三片固定で開放創を被包することが推奨されている．これにより外気が胸腔内へ流入することを防ぐことができるからである．また本症は緊急疾患であるため，胸部単純X線写真の結果を待つことなく脱気を試みる医師たちもいることを記載しておく．

予想問題

胸壁開放創に伴う緊張性気胸のプレホスピタルケアとして正しいものはどれか．1つ選べ
- ⓐ ビニール片の三片固定で開放創を被包
- ⓑ アンビューバッグで陽圧換気を続ける
- ⓒ AEDを装着する
- ⓓ 下顎挙上法とする
- ⓔ 何も処置しないことが賢明である

正解　ⓐ
ⓑ 陽圧呼吸管理は禁忌　ⓒ 致死性不整脈の治療である　ⓓ 頸髄損傷患者への気道確保法　ⓔ 消極的すぎる

Question 1

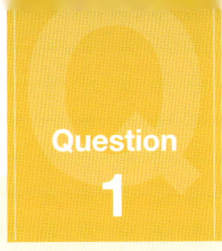

30歳の男性．「朝トイレに行ったら尿の代わりに真っ黒な血液が出た」と言って来院した．初診時に全身倦怠感も訴えている．眼瞼結膜に貧血，眼球結膜に黄疸を認める．
尿所見：蛋白（2＋），糖（－），潜血（3＋）．
血液所見：赤血球 255万/μL，Hb 7.0 g/dL，Ht 26.4％，網赤血球 200‰，白血球 1,900/μL（好中球 40％），血小板 9万/μL．
血液生化学検査：総ビリルビン 3.4 mg/dL，AST 80 IU/L，ALT 29 IU/L，LDH 2,500 IU/L（基準 176〜353 IU/L）．直接 Coombs 試験陰性．

1 この疾患の検査について正しいものはどれか．2つ選べ

- ⓐ 通常では大球性貧血がみられる
- ⓑ 骨髄過形成がみられる
- ⓒ CD1a 陽性の血球細胞集団がみられる
- ⓓ 血球細胞の GPI は正常に保たれる
- ⓔ 診断に最も信頼性がおける検査は Ham 試験である

2 この疾患の主要症候として誤っているものはどれか．1つ選べ

- ⓐ 静脈血栓症
- ⓑ 先天性発症
- ⓒ 肝腫大と腹水
- ⓓ 感染症による血尿悪化
- ⓔ 再発する激烈な腹痛

正解　1: ⓐ, ⓑ　2: ⓑ

解法へのアプローチ

早朝の黒色尿と**尿潜血陽性**で発作性夜間ヘモグロビン尿症を疑う．総ビリルビン，LDH，AST，網赤血球の上昇は溶血を裏付ける所見．好中球減少と血小板減少，大球性貧血（MCV 103）も本症に合致する．なお，直接Coombs試験陰性より自己免疫性溶血性貧血は否定的である．

病態生理　CD59とCD55は補体の攻撃から血球を守る蛋白でGPI（glucose phosphate isomerase）によって細胞膜表面に固定される．GPIはX染色体上の*PIG-A*遺伝子に誘導されるが，この遺伝子の後天的変異によりGPIが欠乏し，CD55とCD59を失った血球が補体の攻撃を受けて崩壊する(1 ⓓ)．補体は酸性環境で強化されるため溶血は夜間に起こりやすい．これは睡眠中に呼吸数が低下し，呼吸性アシドーシスになることで説明される．同理由により貧血のみならず汎血球減少をきたすこともある．なお，感染症は補体を活性化させ本症の病態を悪化させる(2 ⓓ)．

主要症候　発生に性差はなく世界の有病率は100万人あたり1～5人．後天的な慢性溶血性貧血である(2 ⓑ)．初期症状の代表は早朝血尿，倦怠感，動悸，息切れ．最多の死因は原因不明の静脈血栓症(2 ⓐ)．好中球減少による感染症，血小板減少による出血症状がそれに続く．肝静脈血栓はBudd-Chiari症候群をきたし肝腫大や腹水を起こす(2 ⓒ)．血栓は再発する激烈な腹痛の原因にもなる(2 ⓔ)．

検査　間接ビリルビンとLDHが上昇し，ハプトグロビンは低下する．赤血球系細胞により骨髄過形成となる(1 ⓑ)．網赤血球が著明に増加するため通常は大球性貧血をきたす(1 ⓐ)．血尿は時間単位で劇的に変化するため尿検体は複数採取すべき．砂糖水試験やHam試験は信頼性に乏しく，今日の主流はフローサイトメトリーによる診断である．CD59陰性，CD55陰性の細胞集団を含む二峰性の細胞分布が得られた際には本症と診断する(1 ⓒ)．

治療　補体蛋白C5に対するヒト化モノクローナル抗体エクリズマブが貧血とQOLを改善させる．最初の1か月は600 mg/週を40分かけて4回投与する．その1週間後からは900 mgに増量し，維持量として隔週投与とする．補体は髄膜炎菌除去に働いているため，エクリズマブ投与にて髄膜炎発症のリスクが上がる．そのため治療開始2週間前までに髄膜炎菌ワクチンを投与することが望ましい．静脈血栓には抗凝固療法を行う．同種骨髄移植は唯一の根本的治療である．輸血が必要な場合は洗浄赤血球を使用するが，その効果を疑問視する意見が多い．

臨床アドバイス

3 mg以上/日の葉酸補給も症状改善に有効．骨髄過形成のため骨髄異形成症候群と混同されることがある．小球性貧血に陥った場合は高度な溶血や出血により鉄欠乏となったことが示唆され，緊急性の是非を判断する材料となる．そのためフェリチンや血清鉄の低下には敏感でいるべき．

予想問題

発作性夜間ヘモグロビン尿症でみられるものはどれか．2つ選べ

ⓐ 血清フェリチン低下
ⓑ 血清銅低下
ⓒ 環状鉄芽球増加
ⓓ CD59陰性赤血球
ⓔ 赤血球浸透圧抵抗性減弱

正解　ⓐ, ⓓ
ⓑ Menkes病などでみられる　ⓒ 骨髄異形成症候群などでみられる　ⓔ 遺伝性球状赤血球症でみられる

Question 2

40歳の女性．動悸と息切れを主訴に来院した．9日前から月経出血が止まらず，出血量もこれまでより多かった．数日前から階段を昇るときに息切れと動悸を感じるようになった．脈拍100回/分・整，血圧110/70 mmHg．皮膚は蒼白で前胸部と下腿に点状出血がみられた．心音と呼吸音に異常はない．腹部は平坦で，肝・脾を触知しない．

血液所見：赤血球250万/μL，Hb 7.5 g/dL，Ht 24％，白血球8,800/μL，血小板4,000/μL．骨髄塗抹May-Giemsa染色標本を示す．

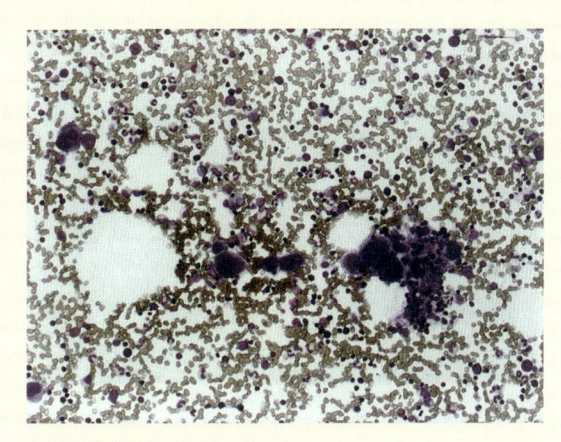

骨髄塗抹May-Giemsa標本[1]

1 この疾患の病態に関連するもので正しいものはどれか．2つ選べ．

ⓐ 抗GPⅡb/Ⅲa抗体
ⓑ *H. pylori* 感染
ⓒ 循環抗凝固因子の出現
ⓓ 染色体の転座
ⓔ ADAMTS13活性の低下

正解　1：ⓐ, ⓑ

解法へのアプローチ

皮膚の点状出血と過多月経，動悸と息切れ，血小板数の減少，骨髄の巨核球数上昇から特発性血小板減少性紫斑病を疑う．本症の病態には，抗GPⅡb/Ⅲa抗体と *Helicobacter pylori*（*H. pylori*）感染が深く関与する．

病態生理　抗血小板抗体によりオプソニン化された血小板が，脾臓などの網内系マクロファージに貪食される．抗血小板抗体の対応抗原は血小板膜上の糖蛋白（glycoprotein；GP）であり，最も高率に認識されるものはGPⅡb/Ⅲaである（ⓐ）．そのため本症では血小板数の減少に加えて血小板の機能異常もきたしており，両者が相まって出血傾向となる．なお，*H. pylori*感染は網内系マクロファージのFcγ受容体バランスを活性型に偏らせ，血小板破壊を促進させる（ⓑ）．

主要症候　紫斑，歯肉出血，鼻出血，下血，血尿，過多月経などの出血症状がみられる．関節内出血は通常みられない．なお，無症状で血小板減少のみを指摘されて受診する例もある．

検査　血小板減少のカットオフ値は10万/μL以下．出血症状が激しい場合は鉄欠乏性貧血となる．白血球数は原則として正常．血球細胞は3系統すべてに形態異常がないことが特徴である．末梢血中の抗GPⅡb/Ⅲa抗体や抗GPⅡb/Ⅲa抗体産生B細胞は増加している．また，血小板回転の指標として網血小板比率の増加と血漿トロンボポエチン（thrombopoietin；TPO）の軽度増加（<300 pg/mL）を参考にする考え方が浸透してきており，これらを含めて総合的に診断する．なお，PAIgGは特異度が著しく低いことから米国診療ガイドラインで「特発性血小板減少性紫斑病の診断に不要かつ不適切な検査」とされた．ただし，治療効果とは一定の相関があるため病状推移の参考所見としてよい．

治療　確定診断時に緊急性が高い場合は免疫グロブリン大量静注療法を行う．そうでない症例の場合は，末梢血小板2万/μL以下で重篤な出血症状があり，かつ*H. pylori*感染陽性のものは除菌して病状の推移をみる．*H. pylori*感染が陰性の症例や，除菌しても効果がない症例では副腎皮質ステロイド薬（1〜2 mg/kg/日・最高量60 mg/日）を2週間投与とする．その後副腎皮質ステロイド薬は適宜漸減して休薬にすることが望ましい．これは副腎皮質ステロイド薬の長期投与による副作用が，治療の利益を上回ってしまうことが経験的に知られているからである．なお，副腎皮質ステロイド薬無効例は脾臓摘出とする．

臨床アドバイス

巨核球膜表面にはTPO受容体が発現している．TPOは肝細胞が産生する液性因子で巨核球の分化増殖を促している．TPOと血小板の間には負のフィードバック機構がなく，本疾患のTPOは正常値．またTPOアナログは野生型のTPOより強力．TPO製剤が効果的な理由はこの2点に集約される．わが国では経口薬のエルトロンボパグと皮下注製剤のロミプロスチムが承認されている．

予想問題

特発性血小板減少性紫斑病の治療として正しいものはどれか．2つ選べ

ⓐ 血漿交換
ⓑ *H. pylori*除菌
ⓒ ガンシクロビル投与
ⓓ TPO受容体作動薬投与
ⓔ エクリズマブ投与

正解　ⓑ, ⓓ
ⓐ 無効例が多く標準的治療とはいえない　ⓒ ガンシクロビルはサイトメガロウイルスの治療薬である　ⓔ これは発作性夜間ヘモグロビン尿症の治療

Question 3

12歳の女児．顔色が悪いことを主訴に来院した．眼瞼結膜貧血様，眼球結膜に黄染を認める．左肋骨弓下に脾臓を3 cm 触知する．
血液所見：赤血球 275 万/μL，Hb 8.3 g/dL，Ht 25%，白血球 9,700/μL，血小板 30 万/μL．
血液生化学所見：総ビリルビン 4.7 mg/dL，直接ビリルビン 0.7 mg/dL，ハプトグロビン測定感度以下．LDH 647 IU/L（基準 286〜606 IU/L）．直接 Coombs 試験陰性．
末梢血塗抹 May-Giemsa 染色標本を示す．

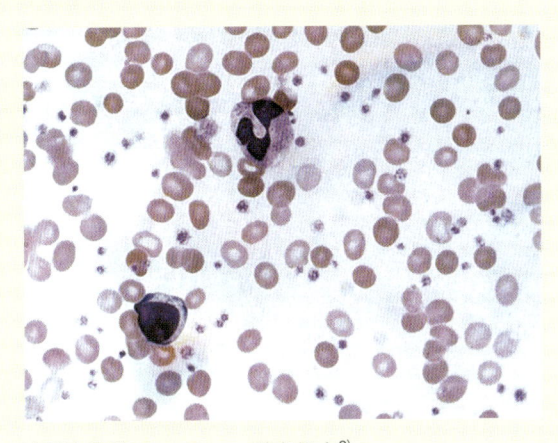

末梢血塗抹 May-Giemsa 染色標本[2)]

1 この疾患の特徴として正しいものはどれか．2つ選べ

ⓐ 平均赤血球血色素濃度（MCHC）は高値
ⓑ 先天性溶血性貧血のなかではまれな疾患
ⓒ 脾臓摘出は禁忌
ⓓ 尿管結石の合併
ⓔ 感冒で貧血が悪化しやすい

正解　1：ⓐ, ⓔ

解法へのアプローチ

身体所見で貧血と黄疸がみられること，脾臓の腫大，間接ビリルビン増加，LDH増加，ハプトグロビン低下から細胞外溶血をきたす疾患が考えられる．末梢血塗抹May-Giemsa染色標本で特徴的な小型球状赤血球が認められるため遺伝性球状赤血球症が最も考えられる．なお，直接Coombs試験陰性なので自己免疫性溶血性貧血は否定的である．

病態生理　スペクトリン，バンド3，アンキリン，4.2蛋白など細胞骨格を構成する蛋白の異常により赤血球形態に異常をきたす．この細胞骨格の破綻は脂質二重層構造にも影響する．細胞骨格の支持を失った脂質二重層は0.2〜0.5 μm の小型脂質粒子を放出するため，赤血球の膜表面積は小さくなる．これが小型球状赤血球(microspherocyte)である．前述のとおり，赤血球は変形に加えて脂質二重層構造が劣化するため，脾臓毛細血管を通過する際に物理的に溶血する．同様の理由で赤血球浸透圧抵抗も減弱する．なお，溶血によりビリルビン胆石を合併することが知られている．

主要症候　約80％が常染色体優性遺伝．先天性溶血性貧血のなかで最も多く，罹患率は10万人あたり1人(ⓑ)．息切れや倦怠感などの貧血症状と黄疸．脾腫は多くの症例でみられる．胆嚢炎による発熱や腹痛も出現しうる．ヒトパルボウイルスB19に感染すると無形成発作という重篤な貧血に陥ることが知られている．

検査　末梢血塗抹標本で特徴的な小型球状赤血球が認められる．骨髄は赤芽球系過形成像を呈する．赤血球浸透圧抵抗は減弱する．赤血球は容積を保ちつつ小型化するため，平均赤血球血色素濃度(mean corpuscular hemoglobin concentration；MCHC)は高値となり正球性高色素性貧血となる(ⓐ)．胆石症の程度によっては肝障害が出現する．白血球は軽度上昇する．ほかの溶血性貧血同様，間接ビリルビン上昇，LDH上昇，AST上昇，網赤血球上昇，ハプトグロビン低下がみられる．直接Coombs試験は陰性で自己免疫性溶血性貧血との鑑別点となる．

治療　脾摘は臨床症状と検査値を改善させるため，全症例に適応となる(ⓒ)．また脾臓摘出は腫大した脾臓の外傷性破裂のリスクマネジメントにもなる．脾臓摘出の際には副脾や異所性脾に注意すべき．これらを摘出し残すと臨床症状が改善しないことがあることを覚えておく．胆石合併例では脾臓摘出の際に，同時に胆嚢摘出術を実施してもよい．また，脾臓摘出前には肺炎球菌ワクチン接種が推奨される．なお，本症に対して副腎皮質ステロイド薬や免疫抑制剤は無効である．

臨床アドバイス

本症では感冒時に溶血が激しくなることがあり，特に小児において重篤化する傾向がある．これはウイルスなど病原体に対抗するために脾機能が亢進するためと理解されている(ⓔ)．そのため，本症の患者には手洗いとうがいを励行し，感冒が流行する時期にはマスク着用を勧める．

予想問題

遺伝性球状赤血球症について誤っているものはどれか．1つ選べ

ⓐ 黄疸
ⓑ 息切れ
ⓒ 腹痛
ⓓ 血尿
ⓔ 家族内発生

正解　ⓓ 血尿は特徴的ではない

Question 4

17歳の女児．鼻出血を繰り返すために来院した．小学校入学以後しばしば抜歯後の止血困難を経験している．10歳のころ下血のため入院したことがある．関節内出血と筋肉内出血の既往はない．アレルギー歴，服薬歴，妊娠出産歴なし．脈拍80回/分・整．血圧120/70 mmHg．
尿所見：蛋白（−），糖（−），潜血（−）．便潜血反応陽性．
血液所見：赤血球407万/μL，Hb 11.1 g/dL，Ht 34％，白血球6,700/μL，血小板25万/μL．
血液生化学検査：出血時間8分（基準7分以下），プロトロンビン時間（PT）10.0秒（基準対照11.3秒），活性化部分トロンボプラスチン時間（APTT）37.4秒（基準対照32.2秒）．

1 この疾患の診断において最も重要視すべきものはどれか．1つ選べ

- ⓐ 頭頸部造影CT
- ⓑ 家族歴
- ⓒ 生誕地域
- ⓓ 現在の異性交際状況
- ⓔ 便培養

2 この患者の止血療法として最も適切なものはどれか．1つ選べ

- ⓐ ビタミンKシロップ
- ⓑ 血漿交換
- ⓒ デスモプレシン（DDAVP）
- ⓓ 内視鏡的止血術
- ⓔ 副腎皮質ステロイド薬

正解　1：ⓑ　2：ⓒ

解法へのアプローチ

幼少期からの鼻出血や下血，便潜血陽性は慢性的な粘膜出血を示唆している．出血時間延長，APTT 延長，PT 正常から von Willebrand 病（vWD）が考えられる．関節内と筋肉内出血なしから 2N と 3 型は否定的．血小板数正常から 2B も否定．1 型，2A，2M には DDAVP の適応がある．本症は常染色体性の遺伝疾患であり家族歴を聴取する．

病態生理　von Willebrand 因子（vWF）には，①血小板粘着と②第Ⅷ因子の安定化の 2 つの機能がある．本疾患は vWF の多様な異常によりこれらに破綻をきたす．本症には 3 つの病型がある．1 型は vWF の量的減少，2 型は vWF の機能異常，3 型は vWF の完全欠損である．1 型と 2 型は常染色体優性遺伝，3 型は常染色体劣性遺伝形式をとり，いずれにせよ家族歴の聴取が診断に重要（1ⓑ）．最も頻度が高いのが 1 型であり，vWF と第Ⅷ因子レベルの低下をみる．最も重症な病型は 3 型で vWF は欠損状態にある．2 型は，2A，2B，2M，2N の 4 亜型が存在する．2A は ADAMTS13 の切断亢進により，最も止血機能が高い高分子多量体が減少している．2M は突然変異に起因する疾患群である．2N は vWF と第Ⅷ因子との結合が阻害されるため第Ⅷ因子レベルが著明に低下する．そのため 2N を「常染色体性血友病」とも呼ぶ．

主要症候　まず最多の 1 型について述べる．幼児期後半に鼻出血，歯肉出血，下血などの粘膜出血と紫斑が目立ち始める．同時期に抜歯や扁桃摘出手術をした際にも止血困難となる．過多月経による貧血も発見の契機となる．なお，1 型とは違い，3 型と 2N は筋肉内出血や関節内血腫も出現しうる．

検査　出血時間延長，APTT 延長，第Ⅷ因子活性低下，血小板数正常が特徴的．ただし本症には多くの病型があるため実際の検査結果は多彩である．たとえば 2N と 3 型における APTT 延長と第Ⅷ因子活性低下は顕著であり，そのほかの型では APTT が正常範囲内のこともある．また vWF 高分子多量体に関しても 2A では高度欠乏，3 型では欠損となるが，1 型や 2N では正常分布となる．2B は vWF の機能がむしろ亢進しており血小板との結合は増加している．結果として vWF と血小板の複合体が網内系で除去されるため高分子多量体と血小板数は低下する．無論 2B への DDAVP 投与は禁忌．

治療　1 型，2A，2M には DDAVP が適応（2ⓒ）．これは内皮細胞に貯蔵された vWF の放出を誘導する．通常は鼻腔内スプレーで 1 日 1〜2 回の投与．緊急手術などの場合は 0.3〜0.4 μg/kg を生理食塩水 20 mL に希釈して静注とする．これは静注の活性ピークが 30 分と早いからである．その他の 2 型亜型と 3 型は vWF を含む濃縮凝固因子製剤が有効．

臨床アドバイス

DDAVP 使用患者には水中毒予防のため水分制限指導をする．

予想問題

von Willebrand 病の 1 型について正しいものはどれか．2 つ選べ

ⓐ 関節内出血が特徴的
ⓑ 出生直後からの出血傾向が特徴的
ⓒ 月経過多をきたす
ⓓ 常染色体劣性遺伝である
ⓔ von Willebrand 病の病型のうち最も高頻度でみられる

正解 ⓒ, ⓔ
ⓐ 2N 型と 3 型では特徴的　ⓑ 出血傾向が目立つのは幼児期後半から　ⓓ 常染色体優性遺伝

Question 5

21歳の男性．1週間前の発熱と顔色不良を主訴に来院した．前胸部に点状出血を認める．眼瞼結膜は貧血様．眼球結膜の黄染はみられない．肝臓を右季肋部に3cm触れ，脾臓を左肋骨弓下に3cm触れる．
血液所見：Hb 8.2 g/dL，白血球 67,000/μL，血小板 3万/μL．
血液生化学所見：AST 37 IU/L（基準 40 IU/L 以下），ALT 36 IU/L（基準 36 IU/L 以下），LDH 3,900 IU/L（基準 176〜353 IU/L）．
骨髄にみられるリンパ球様細胞はペルオキシダーゼ反応陰性で，表面マーカー検査ではB前駆細胞形質を示す．脳脊髄液検査に異常は認められない．
骨髄塗抹 May-Giemsa 染色標本を示す．

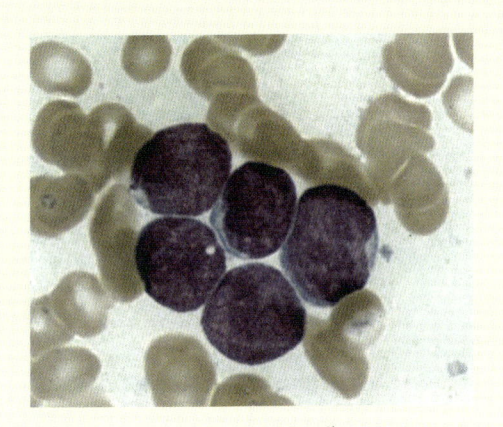

骨髄塗抹 May-Giemsa 染色標本[3]

1 この患者に対して抗腫瘍薬による治療を開始することとなった．治療後 12〜72 時間ごろにみられる合併症について誤っているものはどれか．1つ選べ

ⓐ 尿量低下
ⓑ 痙攣
ⓒ 体重減少
ⓓ 失神
ⓔ 背部痛

正解 1：ⓒ

解法へのアプローチ

発熱，**肝脾腫**，**出血傾向**，**LDH高値**，**病理所見**より急性リンパ性白血病を考える．本症は腫瘍崩壊症候群（tumor lysis syndrome；TLS）のハイリスク群である．TLSでは腫瘍から逸脱して結晶化した尿酸が尿細管に詰まる．そのため尿量減少と体重増加となる．

病態生理 悪性腫瘍の治療によって腫瘍が急速崩壊するため，核酸，K，Pが放出される．核酸は乳酸や尿酸に代謝されるためアシドーシスを起こす．結晶化した大量の尿酸が腎尿細管に沈着するため急性腎不全となる．高K血症は不整脈を引き起こす．過剰なPは心筋に沈着するため不整脈の増悪因子となる．本症は治療開始後12～72時間以内に発生しやすく，まずは検査値異常のlaboratory TLSから，ついには臨床症状を伴うclinical TLSへと進行していく．TLSを合併しやすい腫瘍の特徴は「腫瘍細胞の多さ」と「化学療法への感受性の強さ」である．そのためハイリスク群には急性白血病，Burkittリンパ腫，リンパ芽球性リンパ腫がある．加えて近年は抗腫瘍効果の高い分子標的薬を使用する機会が増えているため，固形腫瘍に関しても警戒が必要となった．

主要症候 尿細管障害に起因する尿量低下とそれによる体重増加に着眼することが早期発見につながる（ⓐⓒ）．そのほかは悪心・嘔吐，倦怠感，息切れ，知覚異常，意識障害，不整脈による失神，筋痙攣，全身痙攣など多彩（ⓑⓓ）．尿酸結石を合併した際には突然の背部痛もきたす（ⓔ）．

検査 まずは以下の4検査のうち2つ以上が認められることでlaboratory TLSと診断する．①血清尿酸値≧8 mg/dL，または基準値の25%増加．②血清K値≧6.0 mEq/L，または基準値の25%増加．③血清P値≧6.5 mg/dL（小児），4.5 mg/dL（成人），または基準値の25%増加．④血清Ca≦7 mg/dLまたは基準値の25%低値．次にlaboratory TLSの診断のもと，以下のa～cのうち1つ以上が認められることでclinical TLSと診断する．a．血清クレアチニン値が基準値の1.5倍以上に上昇．b．致死的不整脈の出現．c．痙攣．

治療 予防治療が最重要である．電解質バランス維持と尿酸結晶化予防のため飲水励行とする．ハイリスク群には生理食塩水150 mL/時を輸液して化学療法前の尿量を2 mL/kg/時以上とする．これを達成するためループ利尿薬も適応する．化学療法12時間前までにはアロプリノールと炭酸水素Naを服用する．炭酸水素Naのアルカリ化効果により尿酸の尿への溶解度が増し，尿酸の結晶化を防ぐことができる．なお，化学療法後には尿酸分解薬のラスブリカーゼが使用可能となった．

臨床アドバイス

腫瘍崩壊症候群のハイリスク群では予想を超えて病勢が進行することがあり，実際には緊急血液透析なしでは救命できないことも多い．

予想問題

腫瘍崩壊症候群の治療として不適切なものはどれか．1つ選べ
ⓐ 生理食塩水輸液
ⓑ ループ利尿薬
ⓒ 血液透析
ⓓ ラスブリカーゼ
ⓔ プロベネシド

正解 ⓔ TLSは腎障害をきたしやすいため禁忌である

Question 6

34歳の女性．発熱と意識障害を主訴に来院した．家族の説明によると4日前から急に高熱が出て仕事を休んでいたという．この間，「早く自宅に帰らなければ．ら，ら…」など意味不明な言動があった．昨晩は頭痛を訴えはじめて今朝にはとうとう意識障害になったという．体温39.0℃，脈拍100回/分・整，血圧120/60 mmHg，呼吸数20回/分．眼瞼結膜は貧血様で眼球結膜に黄染がみられる．四肢に点状出血を認める．リンパ節腫脹はない．心音と呼吸音に特記すべきことなし．腹部に肝・脾を触知しない．項部硬直はない．

血液所見：Hb 7.8 g/dL，白血球8,000/μL，血小板2万/μL，PT 97%（基準80〜120%），APTT 32秒（基準対照32秒）．

血液生化学所見：血清総蛋白7.0 g/dL，血清アルブミン3.9 g/dL，血中尿素窒素55 mg/dL，血清クレアチニン2.7 mg/dL，総ビリルビン4.0 mg/dL，直接ビリルビン0.7 mg/dL，LDH 2,800 IU/L．

免疫学的所見：CRP 3.9 mg/dL．

骨髄塗抹May-Giemsa染色標本を示す．

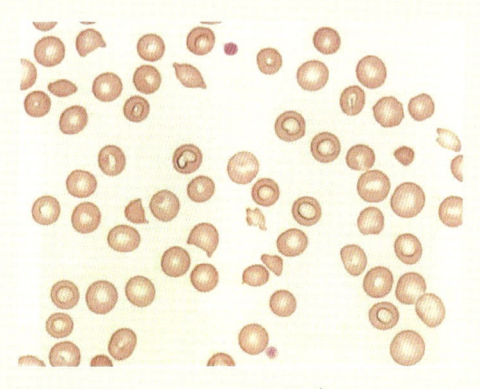

骨髄塗抹May-Giemsa染色標本[4]

1 適切な治療はどれか．2つ選べ

 ⓐ 血小板輸血
 ⓑ ヘパリン投与
 ⓒ 血漿交換療法
 ⓓ *H. pylori* 除菌
 ⓔ 副腎皮質ステロイド薬投与

正解　1：ⓒ, ⓔ　禁忌：ⓐ

解法へのアプローチ

発熱，頭痛，意識障害，出血傾向と血小板減少，腎障害と破砕赤血球で特発性血栓性血小板減少性紫斑病（特発性 TTP；idiopathic thrombocytopenic purpura）を考える．なお，凝固検査が正常なことより DIC（播種性血管内凝固症候群；disseminated intravascular coagulation）は除外され，項部硬直がないことより細菌性髄膜炎は否定的．骨髄塗抹標本より急性白血病も除外される．本症は重篤な疾患だが，血漿交換とグルココルチコイドにより救命可能である．

病態生理　正常において von Willebrand 因子（vWF）は高分子量多量体として産生され，その後は酵素 ADAMTS13 によって切断される．特発性 TTP は，ADAMTS13 に対する自己抗体の出現により，vWF 高分子多量体が増加することが一因と考えられている．vWF 高分子多量体は血小板凝集能が強く，毛細血管内腔に血小板血栓を形成する．血小板は消耗性に減少する．赤血球は血栓によって機械的に破砕され，溶血性貧血となる．臓器障害としては中枢神経系，腎臓，骨髄が目立つ．なお，先天的 ADAMTS13 欠損者が TTP を起こしやすいかというとそうでもない．このため本症には ADAMTS13 に加えて，未知の病因が存在するのではと考えられている．

主要症候　妊娠中の女性，HIV 患者，特定の薬剤服用者に好発する．発熱，頭痛，意識障害が目立つと受診当初に細菌性髄膜炎やリンパ球性下垂体前葉炎が疑われる傾向がある．神経症状は，麻痺，構音障害，幻覚，不穏，知覚障害，失語症，痙攣など多彩．出血傾向は歯肉や皮膚に目立ち，急性白血病との鑑別が必要となる．黄疸や血尿も出現しうる．

検査　血小板減少，貧血，網赤血球数増加，LDH 上昇，間接ビリルビン上昇，ハプトグロビン減少が認められる．直接 Coombs 試験は陰性で，自己免疫性溶血性貧血との鑑別点となる．また，凝固機能検査は正常で DIC との鑑別点となる．末梢血や骨髄塗抹標本では破砕赤血球が特徴的である．末梢血には赤芽球が認められ，これは骨髄障害に起因する．最近は ADAMTS13 活性や自己抗体レベルも測定することが可能となったが，そのデータは全身状態と必ずしも一致しない．

治療　血漿交換には，① ADAMTS13 への自己抗体の除去，② vWF 高分子多量体の除去，③ ADAMTS13 の補充，という 3 つの効果があり治療の要となる．血漿交換は血小板数の正常化と溶血の徴候が消失するまで続けるべき．糖質コルチコイドは血漿交換の補助療法となる（ⓒⓔ）．薬物関連 TTP では服薬を中止する．なお，血漿交換を実施しない場合の死亡率は 80％超と極めて高い．

臨床アドバイス

本症は髄膜炎や脳炎を連想させるような神経症状が目立つため，ベテラン医師でも診断に難渋することが多い．知識と情熱のある若手医師が検査室に赴き，破砕赤血球を直接確認したことが診断の決め手になることがある．診断が確定し，血漿交換で回復していく患者の姿を見たときは医師としての充実感を覚える瞬間である．

予想問題

特発性 TTP の説明として誤っているものはどれか．1 つ選べ

ⓐ 妊娠中の女性に好発する
ⓑ HIV 感染者に好発する
ⓒ 血漿交換が奏効する
ⓓ 症候に痙攣がある
ⓔ プロトロンビン時間が延長する

正解　ⓔ 原則正常で DIC との鑑別点である

Question 7

29歳の女性．嚥下障害と舌の痛みを主訴に来院した．症状は4か月前から始まり徐々に増悪した．身長160 cm，体重56 kg．脈拍90回/分・整，血圧120/70 mmHg，呼吸数17回/分．眼瞼結膜は貧血様．さじ状爪がみられる．心尖部に2/6度の収縮期雑音を聴取する．肺の聴診所見は正常．腹部は平坦・軟で，肝・脾を触知しない．

既往歴は高校時代より貧血を指摘されている．家族歴と生活歴に特記すべきことなし．アレルギー歴なし．

尿所見：蛋白（−），糖（−），潜血（−）．尿中hCGは陰性．

血液所見：赤血球340万/μL，Hb 7.8 g/dL，Ht 27%，MCV 79.4 fL，白血球7,000/μL，血小板32万/μL．

血液生化学所見：LDH 270 IU/L（176〜353 IU/L），血清鉄5 μg/dL，総鉄結合能424 μg/dL（基準290〜390 μg/dL），フェリチン7 ng/mL（基準20〜120 ng/mL）．

1 この患者の舌にみられる身体所見として正しいものはどれか．1つ選べ

- ⓐ 舌の偏位
- ⓑ 舌小帯の短縮
- ⓒ 舌乳頭の萎縮
- ⓓ 舌の蒼白
- ⓔ 舌直下の貯留嚢胞

2 この疾患の説明として誤っているものはどれか．1つ選べ

- ⓐ 鉄剤投与にて改善が期待できる
- ⓑ 味覚障害を伴う
- ⓒ 口角炎を伴う
- ⓓ 下咽頭輪状後部癌のリスクとなる
- ⓔ ビタミンB_{12}欠乏によって引き起こされる

正解　1：ⓒ　2：ⓔ

解法へのアプローチ

フェリチン低下を伴う小球性貧血からは女性に一般的な鉄欠乏性貧血が考えられる．さらに嚥下障害と舌痛がみられることからPlummer-Vinson症候群が疑われる．本症では舌乳頭の萎縮と発赤，異食症や口角炎などもみられる．Plummer-Vinson症候群は鉄欠乏性貧血の治療を行うことで症状の改善を期待することができる．

病態生理　$Fe^{2+} \rightleftarrows Fe^{3+} + e^-$ という式からもわかるとおり，鉄は容易に電子を授受することができる．そのため鉄は生体内に分布してさまざまな酸化還元反応を触媒する酵素の活性中心として作用している．酸化還元反応は生体内において最も重要な化学反応であるため，鉄は必須微量元素とも呼ばれている．DNAの合成に必要なリボヌクレオチドレダクターゼも活性に鉄を要求する酵素の1つであるため，鉄欠乏性貧血が長期に及ぶとDNA合成に支障をきたすことになる．この場合，ターンオーバーの早い上皮から障害が生じる．特に舌，口角，食道，咽頭の上皮に破綻が生じて多彩な臨床症状を呈するものをPlummer-Vinson症候群と呼ぶ．

主要症候　20〜50歳代の女性に好発し，妊娠中の発症例も報告されている．典型的には鉄欠乏，口角炎，嚥下障害，舌炎を特徴とする．舌炎の自覚症状としては灼熱感やヒリヒリ感を訴える患者が多い．「口の中全体が焼けつくようだ」と表現する患者もおり，時に耐えがたい苦痛を生じる．舌乳頭の萎縮によって舌表面は平滑となり光沢と発赤を伴って鏡面舌と呼ばれることがある(1ⓒ)．口角炎は発赤と亀裂を生じやすく接触痛が目立つため，開口困難となる(2ⓒ)．一般的な鉄欠乏性貧血に伴う症状や身体所見としては動悸，息切れ，めまい，味覚障害(2ⓑ)，全身倦怠感，収縮期心雑音，さじ状爪，眼瞼結膜蒼白，高拍出性心不全症状などが認められる．

検査　鉄欠乏性貧血の所見として赤血球数の低下，MCVの低下，血清フェリチンの低下，総鉄結合能の増加などが認められる．これに加えて上記の身体所見が診断に重要．わが国では頻度が低いが，食道webと呼ばれる食道入口部の狭窄がみられることがある．特に輪状咽頭筋レベルで狭窄をきたしやすく嚥下障害を引き起こす．これは上部消化管造影検査や上部消化管内視鏡で確認することが可能．重症例の食道webでは内視鏡が通過できないくらい高度に狭窄していることがある．なお，病変部の生検に特異的所見はなく，細胞異型や細胞浸潤，線維化や沈着物質なども認められない．

治療　Plummer-Vinson症候群は一般的な鉄欠乏性貧血の治療にて改善が期待できる．鉄剤の経口投与開始数か月で自覚症状や画像所見が改善していく(2ⓐ)．

臨床アドバイス

本症は下咽頭輪状後部癌のリスクになる(2ⓓ)．下咽頭癌全症例では男性に多いが，輪状後部型に注目すると女性に多いのはこのためである．

予想問題

欠乏によって味覚障害をきたすものはどれか．2つ選べ
ⓐ 鉄
ⓑ 亜鉛
ⓒ ヨウ素
ⓓ 銅
ⓔ セレン

正解　ⓐ，ⓑ
ⓒ 甲状腺ホルモンの分泌が低下する　ⓓ 好中球減少や貧血をきたす　ⓔ 欠乏すると心筋症をきたす．代表は中国のKeshan disease

Question 8

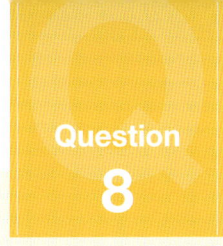

74歳の女性．口腔内乾燥と舌がしみることを主訴に来院した．症状は半年前から始まり増悪傾向となった．近医で検査を受けたが抗SS-A抗体と抗SS-B抗体が陰性で，そのほかの所見からもSjögren症候群は否定されている．舌は平滑で発赤している．ドライアイはない．眼瞼結膜は貧血様．肝・脾を触知しない．身長150 cm，体重44 kg．体温37.4℃，脈拍90回/分・整，血圧110/60 mmHg，呼吸数17回/分．
既往歴は8年前に胃癌で胃摘出術を受けている．家族歴，アレルギー歴に特記すべきことなし．
血液所見：赤血球260万/μL，Hb 9.2 g/dL，Ht 30%，MCV 115.4 fL，白血球2,400/μL，血小板8万/μL．
血液生化学所見：血中尿素窒素13 mg/dL，血清クレアチニン0.5 mg/dL，総ビリルビン2.2 mg/dL，直接ビリルビン0.3 mg/dL，LDH 760 IU/L（基準176〜353 IU/L）．
末梢血塗抹標本で核に過分葉のある好中球が認められた．

1 この疾患の説明として正しいものはどれか．1つ選べ

- ⓐ Romberg徴候は陰性である
- ⓑ 無効造血パターンをとる
- ⓒ 常染色体優性遺伝形式をとる
- ⓓ 関節破壊は高度である
- ⓔ 遠位尿細管アシドーシスを合併する

2 この患者の治療として最適なものはどれか．1つ選べ

- ⓐ ビタミンDの経口投与
- ⓑ ビタミンB_{12}の経口投与
- ⓒ ビタミンB_{12}の筋肉内投与
- ⓓ 葉酸の経口投与
- ⓔ ビタミンHの皮下投与

正解　1：ⓑ　2：ⓒ　禁忌：ⓓ

解法へのアプローチ

胃切除後の汎血球減少，MCV 115.4 fL，過分葉好中球の出現で胃切除後巨赤芽球性貧血を考える．口腔内乾燥と舌症状はビタミン B_{12} 欠乏による舌炎である．本症は無効造血パターンとなるため LDH 上昇と間接ビリルビン上昇がみられている．治療はビタミン B_{12} の非経口投与である．

病態生理　正常ヒトにおいてコバラミン（ビタミン B_{12}）は胃壁細胞が分泌する内因子と結合する．内因子-コバラミン複合体が回腸に達すると，腸微絨毛膜に存在する受容体 cubilin と内因子が結合する．この機構によってコバラミンは内因子もろとも回腸細胞に吸収され，門脈を経て肝臓に貯蔵される．肝臓には約5年分のコバラミンが貯蔵されている．コバラミンはデオキシウリジン一リン酸(dUMP)をデオキシチミジン一リン酸(dTMP)に変換する際に要求されるため，細胞分裂に必須のビタミンである．胃を切除すると内因子が産生されなくなるため，コバラミンの吸収低下を起こし，数年して肝の備蓄が枯渇すると全身の細胞分裂に異常をきたす．骨髄には核が幼若な細胞が増加するが，巨赤芽球や過分葉好中球はその代表格である．ランダムな染色体分離をきたしている骨髄細胞も出現する．これらは骨髄内で崩壊し，無効造血パターンに陥る(1 ⓑ)．骨髄の次に多大な影響を受けるのが上皮である．上皮細胞は大球症を起こしており，多核細胞や壊死細胞が認められる．また，コバラミンはシナプス修復に関与するため神経障害が発生し，亜急性連合性脊髄変性症，認知症，感情不安定などをきたす．

主要症候　舌炎，口腔乾燥症，口角炎，便秘，下痢，微熱，位置覚振動覚障害による Romberg 徴候陽性(1 ⓐ)，感情不安定が特徴的．白髪増加もみられ，これは毛母のメラノサイトがメラニン合成する際にコバラミンを要求することに起因する．白血球減少により易感染性となる．一般的な貧血症状としては倦怠感，動悸，息切れなどがみられる．

検査　ビタミン B_{12} 値の低下．無効造血パターンも特徴的で汎血球減少，LDH 上昇，間接ビリルビン上昇，PIDT1/2 短縮，%RCU 減少となる．また L-バリン負荷で尿中メチルマロン酸が上昇する．これはコバラミンが欠乏するとサクシニル CoA に代謝されなくなったメチルマロニル CoA がメチルマロン酸に代謝されるからである．

治療　コバラミンの非経口投与を行う(2 ⓒ)．残念ながら神経症状は治療で回復しないことが多く，事前の患者説明が必要．なお，葉酸代謝のためにコバラミンが消費されてしまうので葉酸投与は禁忌となる(2 ⓓ)．

臨床アドバイス

舌痛と口腔乾燥症は Sjögren 症候群との鑑別が重要．本症は感情不安定にもなるため「神経質で不穏な Sjögren 症候群患者」と思い込んでしまうことがある．抗 SS-A 抗体や抗 SS-B 抗体の陰性例では本症を鑑別すべきである．

予想問題

胃切除後巨赤芽球性貧血について誤っているものはどれか．1つ選べ
ⓐ 白髪の増加
ⓑ 感情不安定
ⓒ 白血球減少
ⓓ ランダムな染色体分離を起こした骨髄細胞
ⓔ 特異的受容体 cubilin の異常

正解　ⓔ cubilin は正常である

Question 1

70歳の女性．物忘れと動作がぎこちないことを心配した娘に伴われて来院した．現在は夫と息子夫婦と同居している．1年ほど前から物忘れが目立つようになり，次第に増悪した．診察時に「先生の診察室は賑やかですね．こんなにたくさんの人に見られて私は恥ずかしいです」と言っている．なお，診察室には患者のほか，医師と看護師の2人しかいなかった．歩行は前かがみで小刻みである．両手関節と両肘関節に筋強剛がある．Mini-Mental State Examination (MMSE)は15/30点で，図形の模写が上手にできなかった．1か月前からは週に数回，就寝後に大声をあげて何かを追いかけているような行動をするようになったため，家族が心配している．既往歴，服薬歴，家族歴に特記すべきことなし．

1 この患者の確定診断に最も有効な検査はどれか．1つ選べ

- ⓐ 頭部MRA
- ⓑ 脳脊髄液検査
- ⓒ 脳血流シンチグラフィ
- ⓓ 頭部造影MRI
- ⓔ 蛍光造影眼底写真

2 この患者の夜間問題行動について正しいものはどれか．2つ選べ

- ⓐ 夜間の行為についての記憶は完全に失われる
- ⓑ 家人による問題行動の制止は可能である
- ⓒ 治療薬はない
- ⓓ 問題行動中はカタレプシーを伴う
- ⓔ 外傷に発展することがある

正解　1：c　2：b, e

解法へのアプローチ

高齢者の物忘れと幻視を伴う Parkinson 症候群より Lewy 小体型認知症が疑われる．本症の診断には脳血流シンチグラフィが必要．MMSE にて視空間認知機能の障害がみられることも本症を示唆する所見．夜間の症状は REM 睡眠行動障害の恐れがあるため外傷予防に気を配るべきである．

病態生理　大脳皮質や黒質，扁桃体や帯状回皮質に Lewy 小体が沈着することに起因する．Lewy 小体はユビキチンリガーゼ(E3)によってモノユビキチン化されたαシヌクレインが凝集促進することで形成される．Lewy 小体は無構造の神経細胞質内封入体で，ユビキチン染色に染まり，細胞毒性をもつ．コリン作動性ニューロンの脱落は多くの症例でみられ，幻視や認知機能動揺の原因となる．

主要症候　高齢男性に好発する．物忘れ，幻視，妄想，Parkinson 症候群，起立性低血圧，視空間認知機能低下，REM 睡眠行動障害，覚醒レベルと認知機能の動揺が特徴的である．症状の動揺性は普段からみられるが，肺炎や電解質異常などの全身疾患はさらなる増悪因子となる．視空間に対する認知機能は Alzheimer 病より高度に障害されていることがある．認知症と不随意運動の出現する順番に個人差があるため，当初は Parkinson 病と考えられていた患者に認知症や覚醒レベルの動揺が出現しはじめ，本症を疑うきっかけになることもよくある．

検査　脳血流シンチグラフィで両側後頭葉の機能低下をみる．形態学的変化は剖検で得られるが，診断確定するための Lewy 小体出現量には意見の相違がみられている．Lewy 小体と同時に老人斑と神経原線維変化が目立つ場合には Lewy body variant of Alzheimer's disease と診断される．

治療　Alzheimer 病の合併やコリン作動性ニューロンの障害があるため，コリンエステラーゼ阻害薬は有効．不随意運動にはリハビリテーションが一定の効果をもつ．幻視や妄想に対して非定型抗精神病薬を使用する場合は極めて慎重になる必要がある．これは本症への非定型抗精神病薬の使用が脳卒中や嚥下障害による肺炎や窒息の原因となりうるという医学的理由のみに留まらない．わが国では，これらの薬剤の保険適用が「認知症」ではなく「統合失調症」であるため，家族感情を刺激し，患者の死後にトラブルになるケースがあるという社会的理由にも起因する．

臨床アドバイス

Parkinson 病と診断されている患者にドパミン作動薬を投与した際に幻視が出現した場合は本症の存在も念頭に置く．REM 睡眠行動障害は追想可能(2 a)，制止可能(2 b)であることが夜間せん妄との鑑別点であり，確信があればクロナゼパム 0.5～2.0 mg の就寝前投与．鑑別に悩む場合は夜間せん妄を悪化させない抑肝散 2.5～7.5 g 分 1～3 で症状の推移をみる．

予想問題

Lewy 小体型認知症に伴う REM 睡眠行動障害の治療薬として適切なものを 2 つ選べ
ⓐ エトスクシミド
ⓑ クロナゼパム
ⓒ ジスルフィラム
ⓓ 抑肝散
ⓔ プラミペキソール

正解　b, d

ⓐ 欠神発作の治療薬　ⓒ 抗酒薬でアルコール依存症の断酒目的で使用される　ⓔ ドパミン受容体アゴニストで Parkinson 病やむずむず脚症候群に適応

Question 2

78歳の男性．帰宅途中に転倒し，顔面を打撲したため救急搬入された．10日前に仕事からの帰宅時に尿失禁があった．その際には意識障害や麻痺を伴わなかった．5日前の定期来院時に同伴した家族が「少し元気がない」，「最近物忘れがみられる」，「最近怒りっぽくなった」と訴えたが，本人はそれを否定した．バイタルサイン，心肺および神経学的に異常所見を認めず帰宅した．救急搬入時，激しい頭痛や嘔吐はないが，左上肢が動かしづらいと訴える．意識は清明．体温36.8℃．脈拍88回/分・整．血圧134/64 mmHg．左前額部から眼窩部にかけて皮下出血を認める．眼瞼結膜に貧血を認めない．左眼球結膜に出血を認める．胸部と腹部に異常を認めない．神経学的所見は右指鼻試験がやや拙劣であるが，ほかに異常を認めない．尿所見，血液所見および血液生化学所見に異常を認めない．心電図と胸部単純X線写真に異常を認めない．頭部単純CTを示す．

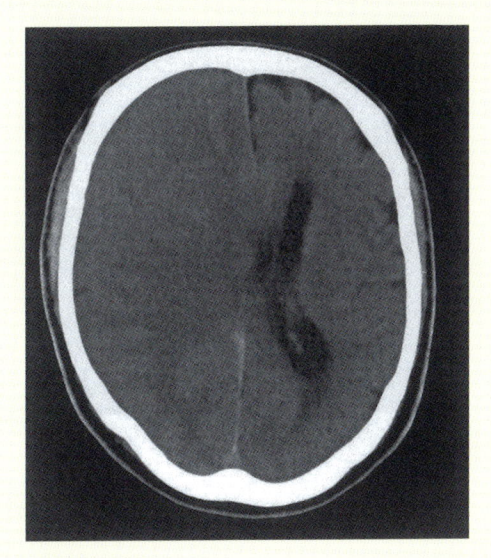

頭部単純CT[1]

1 この患者と疾患の説明について正しいものはどれか．1つ選べ

ⓐ 血腫内部は凝固しており流動性はない
ⓑ 頭部CTでmidlineの偏位はみられない
ⓒ 局所麻酔下に穿頭術を実施する
ⓓ 頭蓋骨骨折を伴いやすい
ⓔ ケタミンによる全身麻酔と穿頭術が適応

正解　1：ⓒ　禁忌：ⓔ

解法へのアプローチ

高齢者，**物忘れ**，**人格変化**は慢性硬膜下血腫を疑わせる所見．**左上肢の麻痺**，**右指鼻試験拙劣**も本症にて出現しうる．頭部CTで右に三日月形の等吸収性病変が認められ，慢性硬膜下血腫の確定診断となる．血腫によりmidlineの偏位と右側脳室体部の圧排変形がみられる．なお，ケタミンは脳圧を亢進させ脳ヘルニアを悪化させるため禁忌．

病態生理　硬膜とクモ膜の境界にはdural border cell layerという層構造があり，架橋静脈がこの層を貫く．頭部外傷などにより架橋静脈が破綻すると硬膜下腔に小出血を生じ，ここに髄液が混入すると未知の機序により被膜が形成される．被膜には外膜（硬膜側）と内膜（クモ膜側）があり，病理学的特徴が明らかに異なる．外膜は分厚く，紡錘形細胞や浸潤細胞などの細胞成分に富む．洞様血管も多く，これらは血腫腔に開窓している．内膜は薄く，膠原線維が多くて血管に乏しい．また，外膜と内膜は生化学性質に関しても相違点があり，特に外膜の血管洞からは高レベルのt-PA（tissue-type plasminogen activator）が産生されている．つまり外膜血管洞から血腫内への出血はt-PAによって後押しされている．また，t-PAの線溶作用によって多量のFDP（fibrin degradation product）が産生されるが，FDPはt-PA活性の促進作用をもつ．本疾患は血腫という閉鎖空間でカスケードが進むためFDPはドレナージされずに血腫腔内に留まる．そのためt-PA活性は高いまま維持され続ける．これら閉鎖空間に形成された悪循環により，流動性の血腫が無制限に増大することになる（ⓐ）．

主要症候　典型的な病歴は高齢者の転倒である．飲酒は転倒の原因となるため本症のリスクとなる．認知症，人格変化，歩行障害，麻痺，失調，傾眠，無関心など症状は多彩．また認知症があるため全患者の30%程度は頭部外傷歴を思い出せない．頭痛はしばしばみられ，頭位変換によって痛みの程度が変化する傾向がある．臨床症状が頭部外傷急性期ではなく数週間〜数か月後に出現する理由は，外膜血管洞形成とt-PA活性が高まるのに時間を要するからと理解できる．

検査　頭部CTによる確定診断が一般的で，大脳半球円蓋上に三日月形かつ低吸収の占拠性病変がみられる．頭蓋骨骨折は伴わない例が多い（ⓓ）．MRIは急性と慢性の血腫を識別するために有効．なお，造影剤により外膜血管洞や血管洞からの出血を強調することが可能．

治療　通常は局所麻酔下に穿頭血腫洗浄術を実施する（ⓒ）．被膜は残るが，減圧と生化学物質による悪循環を断つことが可能．再発率は10%前後で，血腫排除のみとした例と血腫排除＋血腫腔内洗浄をした例で明らかな差はない．なお，患者の協力が得られない場合や呼吸不全患者では全身麻酔を考慮する．

臨床アドバイス

本症は認知症やうつ状態など精神症状が目立つ場合が多い．高齢者の初発の精神症状では，全例で本疾患を鑑別すべきである．

予想問題

慢性硬膜下血腫の説明で誤っているものはどれか．1つ選べ

ⓐ 穿頭血腫洗浄術では血腫被膜は頭蓋内に残す
ⓑ 血腫外膜に豊富な血管洞が認められる
ⓒ 血腫内膜はt-PA活性が高い
ⓓ 血腫内部は流動性の液体成分である
ⓔ 頭痛の程度は頭位変換で変動しうる

正解　ⓒ　t-PA活性が高いのは血腫外膜

Question 3

32歳の男性．両手指のふるえを主訴に来院した．症状は1年前に出現し，改善しないという．特にコンビニエンスストアで買い物をした際に，おつりを受け取るときに激しくふるえてしまうことに悩まされている．この前は来客にコーヒーを出そうとしてソーサーとカップを持った際にふるえがひどくなり，コーヒーをこぼしそうになった．ふるえは両側に認められ，ふるえの程度に左右差はない．安静時には明らかなふるえがみられない．意識消失や冷汗などの経験はない．甲状腺に異常所見はなく，下痢や便秘もみられない．筋強剛や歩行障害はない．指鼻試験は正常．感覚障害はみられず深部腱反射は正常．発汗障害や勃起障害はなく，起立性低血圧も認められない．身長179 cm，体重79 kg．意識清明，体温35.9℃，脈拍72回/分・整，血圧120/70 mmHg．父親が同様の症状に悩まされている．既往歴はない．飲酒や喫煙の習慣はない．服薬歴，アレルギー歴，ペット飼育歴に特記すべきことなし．職業は大学の講師．

1 この疾患について正しい説明はどれか．2つ選べ

- ⓐ 振戦は頭部にも出現する
- ⓑ ストレスで増悪しないのが特徴
- ⓒ 小児期の発症が多い
- ⓓ 上肢を前方に伸展する肢位をとると振戦が増悪する
- ⓔ 振戦の周波数はParkinson病とほぼ一致する

2 治療として適切なものはどれか．1つ選べ

- ⓐ クロルプロマジン
- ⓑ β受容体遮断薬
- ⓒ エンタカポン
- ⓓ フルマゼニル
- ⓔ 両手指への荷重装具着用

正解　1：ⓐ, ⓓ　2：ⓑ

解法へのアプローチ

左右対称性の運動時振戦と**父親に同様の症状がみられること**より本態性振戦が考えられる．病歴よりアルコール依存症や薬剤に伴う振戦は否定的．若年者であること，安静時振戦がみられないこと，振戦が左右対称であることよりParkinson病も除外される．意識消失や冷汗がないので低血糖による振戦も除外される．発作性高血圧や便秘もないので褐色細胞腫による振戦も積極的に疑うものではない．このように，本態性振戦と診断するうえでは**振戦をきたすそのほかの疾患の除外**が重要である．

病態生理　本態性振戦（essential tremor）は何らかの遺伝的素因をもつ神経変性疾患と理解されている．一卵性双生児にて同等な発症をするわけではないが，患者の50％には家族歴がある．中枢神経系における形態学的異常としては剖検脳での小脳Purkinje細胞減少と軸索変形が知られており，機能学的異常としては11C-フルマゼニルを用いたPET検査で小脳GABA受容体の機能低下が認められている．また，下オリーブ核ニューロンを刺激する作用をもつハルマリンの投与によって本症に似た振戦を誘発できることが知られている．これらを総合すると，小脳-下オリーブ核が本態性振戦の中枢神経変性部位として推測される．なお，近年は原因遺伝子として*Teneurin4*の抑制が報告されている．*Teneurin4*が抑制されているマウスでは髄鞘形成に必要な細胞分化が起こらず軸索がむき出しとなり，本症に似た運動時振戦が出現することが確認された．

主要症候　両側性かつ対称性，8～11 Hz程度の運動時振戦（kinetic tremor）が特徴．Parkinson病の安静時振戦が4～5 Hz程度なので比較的速い振戦と理解してよい（1ⓔ）．振戦は頭部にも出現することがあり，その場合は声もふるえてしまう．なお，頭部の振戦は垂直性と水平性が多い．振戦は飲酒で改善し，ストレスや緊張で悪化する（1ⓑ）．この振戦は上肢を前方に伸展する肢位をとると増悪する姿勢時振戦（postural tremor）でもある（1ⓓ）．重症例では協調運動やつぎ足歩行が障害されることがあるが，そのほかの神経障害はみられない．

検査　前述の特徴的な病歴と身体所見，他疾患を除外することで診断される．

治療　生命や重篤な脳障害にかかわる疾患ではないことを伝えるだけで緊張が癒されて振戦が改善する例もある．通常は生活指導のみとするが，ADLが障害されている例はプロプラノロール20～80 mg/日の経口投与とする（2ⓑ）．

臨床アドバイス

本症は高齢者に好発するため，同じく高齢発症しやすいParkinson病との鑑別が重要（1ⓒ）．本態性振戦は安静時振戦，動作緩慢，筋強剛，小字症がみられない．前述した振戦の左右差や周波数に関する知識も求められる．

予想問題

本態性振戦の説明として正しいものはどれか．2つ選べ

ⓐ イソプロテレノールが奏効
ⓑ 水平性頭部振戦をきたす
ⓒ 原因遺伝子に*Teneurin4*がある
ⓓ 姿勢時振戦はきたさない
ⓔ 振戦の周波数は4～5 Hz

正解　ⓑ，ⓒ
ⓐ 治療薬はプロプラノロール　ⓓ 姿勢時振戦もきたす　ⓔ これはParkinson病の振戦周波数

Question 4

60歳の女性．1か月前に右眼の奥の痛みが出現した．2週間前からは右眼の眼瞼下垂も出現し，物が二重に見えるようになってきたため来院した．右眼の羞明も訴えている．意識清明，体温37.6℃，脈拍80回/分・整，血圧130/80 mmHg．瞳孔径は右6 mm，左3 mmと左右差が認められた．右対光反射は消失している．右眼球は外転位．右眼は内転・上転・下転不能．視力は保たれている．項部硬直なし，jolt accentuation陰性．深部腱反射に左右差なし．麻痺，失調，不随意運動は認められない．赤沈60 mm/時．既往歴に高血圧がある．家族歴は父親が心筋梗塞で死亡．飲酒と喫煙の習慣はない．アレルギー歴とペット飼育歴に特記すべきことなし．1か月半前に脳ドッグで頭部画像診断を実施しており，その際には異常は指摘されていなかった．

1 確定診断に有効な検査はどれか．1つ選べ

- ⓐ 頭部造影MRI
- ⓑ 蛍光造影眼底検査
- ⓒ 腰椎穿刺
- ⓓ 脳血流シンチグラフィ
- ⓔ 眼圧計

2 本疾患の治療として適切なものはどれか．1つ選べ

- ⓐ アシクロビル
- ⓑ ガンシクロビル
- ⓒ 抗TNFα抗体
- ⓓ チロシンキナーゼ阻害薬
- ⓔ 副腎皮質ステロイド薬

正解　1：ⓐ　2：ⓔ

解法へのアプローチ

右の眼瞼下垂と複視，右対光反射消失，右瞳孔散大，右眼球外転位，右眼の内転・上転・下転不能は動眼神経麻痺の所見である．羞明は瞳孔散大により多量の光が網膜に入るためと思われる．眼痛を伴う動眼神経麻痺をきたしているため，まずは IC-PC（internal carotid-posterior cerebral artery）部や上小脳動脈の脳動脈瘤の鑑別が必要となる．しかしながら，高血圧や喫煙歴など血管系のリスクに乏しく考えにくい．下垂体卒中や内頸動脈海綿静脈洞瘻も眼痛を伴う動眼神経麻痺をきたしうるが，病歴が合わない．下垂体卒中であればもっと急性期であろうし，内頸動脈海綿静脈洞瘻は頭部外傷後にきたしやすいからである．発熱と赤沈 60 mm/時があることから何らかの炎症性疾患の存在が疑われるが，項部硬直がなく jolt accentuation 陰性であることより髄膜炎は否定的．その他の鑑別には脳腫瘍や動静脈瘻があるが，脳ドックで異常を指摘されていないため除外される．このため，現時点では急性期疾患の Tolosa-Hunt 症候群を疑うべき．本症の確定診断は頭部造影 MRI で得られる．治療は副腎皮質ステロイド薬である．

病態生理　病理学的には海綿静脈洞や眼窩先端部の非特異的炎症性肉芽腫である．本症ではいわゆる海綿静脈洞症候群（cavernous sinus syndrome）をきたす．なぜこのような炎症性肉芽腫が出現するかはいまだに不明．

主要症候　主症状は眼痛，眼球運動障害，眼瞼下垂であり，これらは通常一側性である．特に眼痛に関しては「眼の奥が痛い」と訴えてくることが多い．この眼痛は嘔吐を伴うこともあり，その場合はしばしば片頭痛と誤認されてしまう．海綿静脈洞を走行する動眼神経，滑車神経，外転神経，三叉神経が障害される．視神経は障害されることも保たれる場合もある．なお，眼痛と神経麻痺症状では，眼痛が先行する．

検査　頭部造影 MRI で海綿静脈洞に形態学的変化がみられる（1 ⓐ）．機能学的検査としては 11C-メチオニン PET が代表的で，海綿静脈洞に集積をきたす．生検で肉芽腫を証明してもよいが，もし血管腫や動静脈瘻であった際には致命的な出血をきたしてしまう．なお，脳脊髄液検査は正常〜軽度の単核球増加．

治療　通常はプレドニゾン 1 mg/kg/日の経口投与により 72 時間以内に眼痛と麻痺が改善する（2 ⓔ）．臨床症状が強い場合はステロイドパルス療法の後にプレドニゾン 1 mg/kg/日の経口投与とする．通常はこれら治療が奏効し，症状と MRI 所見は改善していく．

臨床アドバイス

Tolosa-Hunt 症候群の鑑別疾患として，中枢神経系の悪性リンパ腫，転移性脳腫瘍，動静脈瘻，神経腫，神経鞘腫，三叉神経節腫，脳動脈瘤，内頸動脈海綿静脈洞瘻，血管腫，髄膜炎などがある．頭部造影 MRI や病歴聴取，身体診察によりこれら疾患を確実に除外することが求められる．

予想問題

Tolosa-Hunt 症候群の主要症候の説明として正しいものはどれか．2つ選べ

- ⓐ 嘔吐
- ⓑ 眼の奥の痛み
- ⓒ 両側性眼瞼下垂
- ⓓ 失神
- ⓔ 角膜浮腫

正解 ⓐ，ⓑ
ⓒ 本症は原則として片側性　ⓓ 失神はきたさない　ⓔ これは急性緑内障発作の所見

Question 5

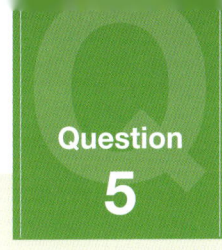

65歳男性．意識障害と嘔吐を主訴に来院した．海釣りに向かうため友人の漁船に乗っていたところ，誤って船から転落した．船に引き上げられたときは軽い頭痛を訴えていたが，意識は清明だった．しかし15分ほどしてから嘔吐が始まり，次第に意識レベルが低下したため急いで陸に戻って病院へ搬送した．初診時意識レベル JCS II－30，脈拍52回/分・整，血圧160/95 mmHg，呼吸数9回/分，SaO$_2$ 92％．いびき様呼吸．右瞳孔散大，右対光反射減弱．既往歴は高血圧．服薬歴はアムロジピン．家族歴に特記すべきことなし．飲酒や喫煙の習慣はない．

血液所見：白血球 6,800/μL，赤血球 440万/μL，Hb 12.0 g/dL，Ht 38％，血小板 20万/μL，PTとAPTTは正常範囲内．

血液生化学所見：血中尿素窒素 20 mg/dL，血清クレアチニン 0.9 mg/dL，AST 29 IU/L，ALT 27 IU/L，血糖値 110 mg/dL，HbA1c（NGSP）6.0％．

頭部単純X線写真で頭蓋骨骨折は認められない．頭部CT所見を示す．脳神経外科専門医は現在手術中であり，手が空くまであと1時間かかりそうだという連絡が入った．

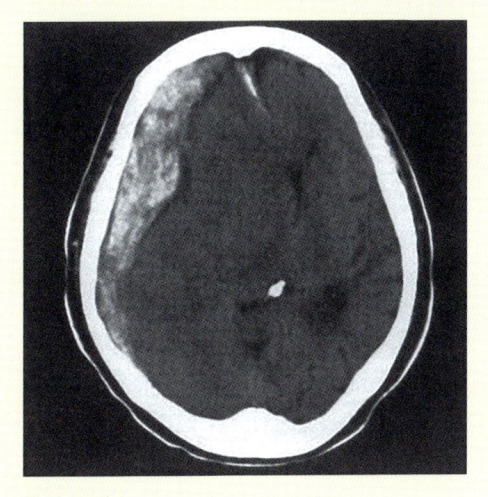

頭部 CT[2)]

1 現時点でまずすべきこととして正しいものはどれか．3つ選べ

ⓐ 気道確保
ⓑ 浸透圧利尿薬投与
ⓒ 穿頭術
ⓓ 腰椎穿刺
ⓔ 生理食塩水急速輸液

正解　1：ⓐ, ⓑ, ⓒ

解法へのアプローチ

船からの転落による頭部外傷であり，右瞳孔散大，右対光反射消失は脳ヘルニアを疑わせる所見である．徐脈と高血圧はCushing現象と思われ，この点からも脳圧の亢進が疑われる．頭部CTでは右脳表に三日月形の高吸収域がみられ，大脳縦裂の一部にも高吸収域が認められる．これらを総合して急性硬膜下血腫の確定診断となる．また，頭部CTでmidlineの偏位もみられ，脳圧亢進が伺える．呼吸数9回/分，いびき呼吸であり気道確保を行う．根本治療は開頭術であるが，脳神経外科医の協力が得られない状況との記載がある．そのため現時点では穿頭術による血腫除去と脳圧管理が適切な判断となる．

病態生理　頭部の直撃損傷や反衝損傷によって架橋静脈や脳皮質動静脈の破綻をきたし，硬膜とクモ膜の間に血腫が形成される．本症は高率に脳挫傷を伴うため脳浮腫が起こりやすい．急性硬膜下血腫（acute subdural hematoma）は血腫のみならず脳浮腫をきたすために重篤な頭蓋内圧亢進が生じる疾患であり，予後不良のケースが多い．

主要症候　全体として高齢者に多い．若年者ではボクシングなどのスポーツ外傷や交通事故に起因するものが目立つ．小児ではshaken baby syndromeや転落事故による発症が代表的．意識障害，呼吸不全，Cushing現象，瞳孔散大，対光反射消失などの脳ヘルニア所見に注目する．なお，急性硬膜外血腫ほどの率ではないが意識清明期がみられる場合がある．痙攣や痙攣中の共同偏視も出現することがある．

検査　頭部CTで確定診断する．典型例では脳表を広く覆う三日月形の高吸収域として認められる．大脳縦裂や後頭蓋窩に血腫が形成される例もある．頭部単純CTで頭蓋骨骨折の有無を確認する．本症では約半数が頭蓋骨骨折を伴う．

治療　頭部CTで血腫の厚さが1cm以上のものや神経症状があるものは大開頭術の適応．硬膜を切開すると大きな血腫がみられる．この血腫を除去して破綻血管からの出血を止める．脳挫傷部も切除する．術後の脳圧管理のため，骨片を外したまま皮膚組織のみで閉頭する．大開頭術が間に合わない場合は局所麻酔下に穿頭術を行い血腫除去と脳圧管理に努める(ⓒ)．一般的な脳圧管理として浸透圧利尿薬や呼吸管理なども適応となる(ⓐⓑ)．なお，小児例では手術に低体温療法を組み合わせることによって生命予後や神経予後を改善させうるとの報告がある．

臨床アドバイス

最初の頭部CTで血腫が小さく神経症状が軽度な症例があるが，急速に悪化することがよくあるため油断は禁物．なぜなら硬膜下腔には強固な癒着や結合がないため血腫が短時間で増大する可能性があるからである．急性硬膜下血腫は意識状態，呼吸状態，バイタルサイン，脳ヘルニア症状を観察し続けることと，経時的な頭部CT検査が必要な疾患であることをよく覚えておいてほしい．

予想問題

急性硬膜下血腫の説明で誤っているものはどれか．1つ選べ

ⓐ shaken baby syndrome
ⓑ 意識障害
ⓒ 小さな血腫
ⓓ 脳挫傷の合併
ⓔ 反衝損傷

正解　ⓒ 血腫は大きい

Question 6

32歳の男性．激しい頭痛を主訴に来院した．患者は「眼の奥がえぐられているようだ」と強い苦痛を訴えている．患者は群発頭痛の確定診断が下されており，2日前にも群発頭痛の発作で救急来院している．今回も2日前と同様の症状である．右側頭部の激しい痛みと右鼻汁が認められた．項部硬直はない．身長170 cm，体重72 kg．意識清明，脈拍80回/分・整，血圧130/80 mmHg．3年前から同様の症状に悩まされており，特定の時期，特定の時間帯になると激しい頭痛が始まる傾向がある．この患者は秋に頭痛が起こりやすく，特に就寝前に発作が起こりやすいという．家族歴，服薬歴に特記すべきことなし．喫煙歴はない．

1 この患者の身体診察で正しいものはどれか．2つ選べ

- ⓐ 右側頸部腫脹
- ⓑ 右眼瞼下垂
- ⓒ 右瞳孔散大
- ⓓ 右眼球突出
- ⓔ 右結膜充血

2 現時点で有効な治療はどれか．2つ選べ

- ⓐ 赤ワイン180 mLの摂取
- ⓑ 高濃度酸素投与
- ⓒ スマトリプタン製剤経口投与
- ⓓ スマトリプタン製剤皮下投与
- ⓔ 理学療法

正解　1：ⓑ，ⓔ　2：ⓑ，ⓓ

解法へのアプローチ

本患者はすでに群発頭痛の確定診断が下されている．特定の時期や特定の時間帯に発作が起こりやすいことも右鼻汁も本症に特徴的．本症では頭痛側の眼瞼下垂や結膜充血がみられる．急性期治療は酸素投与とスマトリプタン皮下投与．

病態生理　群発頭痛の病態に関する代表的な2説を記載する．1つ目は内頚動脈とその周囲の炎症説．内頚動脈周囲には鋭敏な痛覚神経と自律神経が数多く分布している．具体的には三叉神経由来の痛覚線維，内頚神経と上頚神経節由来の交感神経線維，翼口蓋神経節と大錐体神経由来の副交感神経線維が挙げられる．本症に副腎皮質ステロイド薬が奏効することや，発作時に自律神経症状がみられることも炎症説を支持する所見である．もう1つがサーカディアンリズムを司る視床下部の異常説である．これは頭痛発作が深夜就寝時に多いことや，PETを用いた研究で発作時に後視床下部領域の機能亢進がみられたことにより支持されている．

主要症候　男性に好発する．決まった時間帯，1日1回以上，1時間前後持続する頭痛が特徴的である．そしてこの頭痛は毎年決まった時期に1か月間は群発する．片側性で激烈な痛みが側頭部，眼窩部，眼窩上部に生じる．流涙，結膜充血(1ⓔ)，鼻汁，鼻閉，発汗，縮瞳(1ⓒ)，眼瞼下垂(1ⓑ)，眼瞼浮腫など多彩な自律神経症状も認められる．

検査　原則として特徴的な病歴と身体所見にて診断する．PETなどの画像診断は研究目的で使用される．

治療　急性期治療では高濃度かつ高用量の酸素投与が有効．具体的には10 L/分の100%酸素を20分投与する(2ⓑ)．スマトリプタン3〜6 mg皮下注射も速効し，通常は投与後15分で症状が改善する(2ⓓ)．ただし副作用の観点から1日投与量は6 mgまでとする．なお，スマトリプタンの経口投与は無効(2ⓒ)．リドカインの点鼻も疼痛を改善させうる．本症はこれら急性期治療に加えて予防治療を行うことが肝要である．発作が1か月以上の長期間に及ぶ症例の予防治療としてはベラパミル 360 mg/日が有効で，初期投与量は40〜80 mgから始める．発作が短期間の予防治療にはプレドニゾン60 mg/日の7日間投与も有効．禁煙と禁酒も効果的(2ⓐ)．熱い風呂で疼痛が誘発されやすく，発作期はシャワーのみで過ごしたほうがよい．硝酸薬も本症を悪化させることが知られている．

臨床アドバイス

群発頭痛と片頭痛はどちらも片側性頭痛であるが，「発作時の態度」も鑑別点の1つである．片頭痛は布団の中でじっと耐える患者が多いが，群発頭痛は不穏状態で歩き回ったり，頭を壁に打ち付けるなど攻撃的になったりすることが多い．また，群発頭痛と急性緑内障発作との鑑別も重要である．これは瞳孔を観察するとよい．群発頭痛は縮瞳することが多く，急性緑内障発作は散瞳することが多いからである．

予想問題

群発頭痛の説明で正しいものはどれか．2つ選べ
ⓐ 低用量酸素が急性期治療に有効
ⓑ 両側性頭痛である
ⓒ 急性期治療および予防治療に硝酸薬が有効
ⓓ 主要症候に鼻汁がある
ⓔ 禁煙が発作予防に有効

正解　ⓓ，ⓔ
ⓐ 高用量酸素が有効　ⓑ 原則として片側性　ⓒ 硝酸薬はいずれも禁忌

Question 7

65歳の女性．痙攣を主訴に来院した．買い物をしていたところ，突然全身の痙攣をきたして意識がなくなったという．周囲の人たちが驚いてかけよったところ，1分程度で意識を回復したという．病院には夫の車で来院した．

初診時は意識清明，脈拍72回/分・整，血圧128/78 mmHg，呼吸数12回/分，SaO_2 99％（室内気）．

診察中に全身の痙攣をきたして床に倒れたため，すぐにジアゼパム静脈投与にて対応した．

頭部MRIのFLAIR像と外頸動脈造影写真を示す．

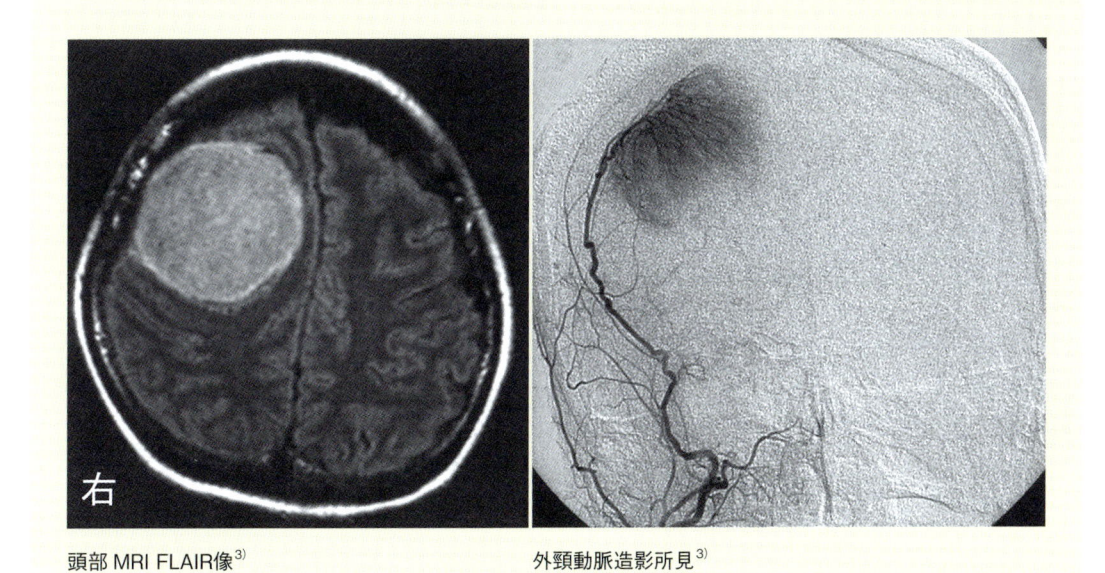

頭部MRI FLAIR像[3]　　　　外頸動脈造影所見[3]

1 この患者の説明として正しいものはどれか．2つ選べ

ⓐ 外頸動脈造影で sunburst appearance がみられる
ⓑ 痙攣中にはハンカチを口内に挿入すべき
ⓒ 髄膜腫が最も考えられる
ⓓ 痙攣中には定方向性水平性眼振が出現している
ⓔ 舌の線維束攣縮をきたす

正解　1：ⓐ, ⓒ　禁忌：ⓑ

解法へのアプローチ

右前頭葉に脳実質との境界が明瞭な腫瘍性成分が認められる．外頸動脈造影では中硬膜動脈領域の sunburst appearance がみられ，髄膜腫が考えられる．髄膜腫は高齢女性に好発するため **65歳女性** という所見も合致する．**痙攣** で **意識がなくなった** のは髄膜腫に伴う複雑発作と思われる．痙攣中に口内に異物を挿入するのは窒息を誘発するため禁忌．なお，定方向性水平性眼振は末梢性めまいの特徴であり，舌の線維束攣縮は下位運動ニューロン異常の特徴である．

病態生理　髄膜腫はクモ膜顆粒に分化する細胞から発生する中胚葉性腫瘍で，硬膜に付着している．わが国でみられる原発性脳腫瘍の約27％を占め，高齢女性に好発する．通常は良性で，全症例の90％以上がWHO分類の病理分類gradeⅠに相当する．発生部位としては矢状静脈洞周囲，円蓋部，頭蓋底，小脳橋角部，延髄背側が多い．ほとんどの症例が孤発性だが神経線維腫症Ⅱ型は遺伝性があり多発性髄膜腫を生じうる．なお，神経線維腫症Ⅱ型は染色体長腕22q12に存在する遺伝子 *NF2* の変異によって腫瘍抑制因子のmerlin蛋白が異常をきたすことに起因する．

主要症候　頭蓋底，小脳橋角部，延髄背側のものは脳神経を圧迫するため，初期症状として複視，難聴，顔面神経麻痺，三叉神経痛，嚥下障害などがみられる傾向にある．円蓋部髄膜腫の初発症状は痙攣が多く，局所神経症状が先行することはまれ．いずれにせよ頭蓋内圧が亢進すれば頭痛や悪心，マリオット盲点拡大などをきたす．また，近年は脳ドックなど頭部画像診断の普及により，偶然発見されるものも急増している．

検査　頭部造影MRIで確定診断する．MRIの特徴的所見は高信号，均一性，硬膜尾徴候（dural tail sign）．脳への浸潤はまれであるが頭蓋骨への浸潤はしばしば認められる．外頸動脈造影による腫瘍濃染所見は特徴的で，sunburst appearance と呼ばれる（ⓐ）．

治療　根治的治療は外科的摘出．血管造影像に示されるとおり，髄膜腫は富血管性腫瘍で術中の出血が多い．そのため出血量を減らす目的で術前に栄養血管塞栓術を実施することがある．再発予想には病理標本のMIB-1染色が参考になる．MIB-1染色は増殖能力の高い細胞を茶色に染色する方法で，茶染色される細胞が3％以上の症例は再発しやすい．なお，頭蓋底髄膜腫のような手術困難例は，腫瘍径が3 cm以内であればγナイフのよい適応となる．上記とは対照的に定期的なフォローアップのみで天寿を全うする患者も多い．これは髄膜腫の大半が良性で，増大スピードが遅いためである．患者が無症状で腫瘍の増大傾向がなければ経過観察が最良とする専門家もいる．

臨床アドバイス

外頸動脈造影の主目的は術前の栄養血管塞栓術のためである．決して腫瘍濃染像を得るためだけの検査ではないことを覚えておこう．

予想問題

髄膜腫について誤っているものはどれか．1つ選べ

ⓐ 病理標本のMIB-1染色は再発予想の参考になる
ⓑ 主要症候に痙攣がある
ⓒ 神経線維腫症Ⅱ型では多発することがある
ⓓ 近年では術後に腫瘍栄養血管塞栓術を実施する
ⓔ 確定診断に頭部MRIが有効

正解　ⓓ 術前

Question 8

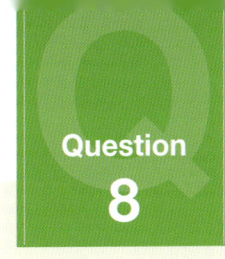

48歳の男性．昨日から意味不明の発言をするようになったことを家族に指摘され救急車にて来院した．身長172 cm，体重50 kg．
初診時は見当識障害あり，脈拍92回/分・整，血圧140/50 mmHg，呼吸数24回/分．失調性歩行と眼球運動障害が認められる．
大酒家であり，20歳から日本酒を4合/日を摂取している．ここ2か月はさらに酒の量が増えていたとのこと．
頭部MRIのFLAIR像を示す．

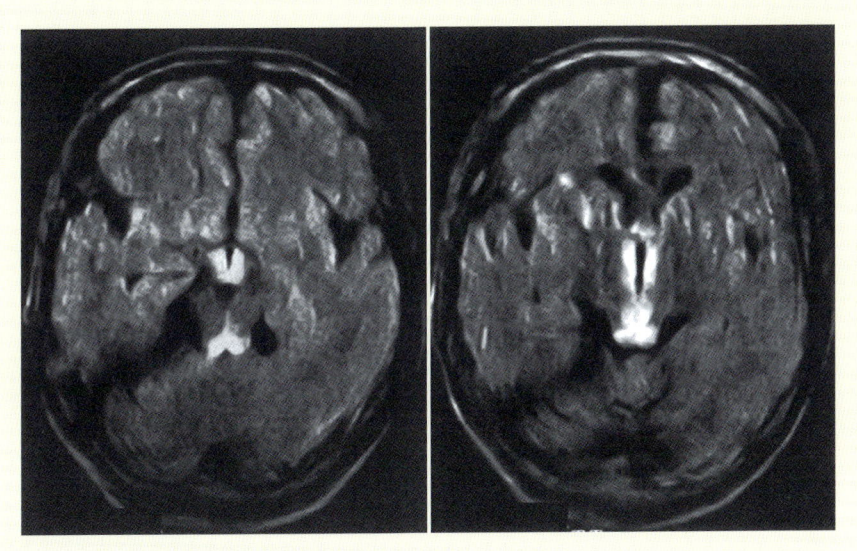

頭部MRI FLAIR像[4]

1 この患者の説明として正しいものはどれか．1つ選べ

ⓐ 深部腱反射は全体的に亢進する
ⓑ アルコール離脱せん妄が最も考えられる
ⓒ アニオンギャップは開大する
ⓓ 眼振が出にくいことが特徴である
ⓔ チアミン（ビタミンB_1）の1 mg静脈投与を行うべき

正解 1：ⓒ

解法へのアプローチ

意味不明の言動からは脳血管障害，代謝性疾患，中枢神経系感染症が鑑別に挙がる．**見当識障害**，**失調性歩行**，**眼球運動障害**，**大酒家**というキーワードからWernicke脳症が強く疑われる．**身長172 cm，体重50 kg**も栄養不良によるビタミン B_1 欠乏を示唆する所見である．頭部MRIでは視床下部から中脳背側にかけて高信号領域が認められWernicke脳症の確定診断となる．本症ではチアミンをすぐに投与すべきであるが1 mgでは少なすぎる．なお，アルコール離脱せん妄では手のふるえや小動物幻視が特徴であり，本症とは合致しない．

病態生理 ビタミン B_1 はピルビン酸デヒドロゲナーゼの補酵素であり，脳においての十分なATP産生には必須の物質である．慢性的な飲酒は尿量増加をきたすためビタミン B_1 が体外に排泄されてしまい，脳細胞の破壊と機能障害をきたす．この病態はWernicke脳症が利尿薬の長期使用によっても発症するという事実からも支持されている．無論アルコール依存者の食餌摂取不良も病態の一因である．ヒトのビタミン B_1 貯蔵量は約30 mgであり，1日のビタミン B_1 必要量を約1 mgとすると，1か月程度で欠乏状態に陥る計算になる．ピルビン酸デヒドロゲナーゼはピルビン酸をアセチルCoAへと代謝する酵素であるため，本症ではピルビン酸の増加による代謝性アシドーシスをきたす．

主要症候 見当識障害，小脳失調，眼球運動障害，栄養不良が代表的四徴である．四徴がすべてそろう率は30％前後であり，すべてそろわなくても臨床的に本症が疑われた場合は治療を行う．傾眠，注意散漫，無欲，無関心も代表的症候．脈拍数増加，脈圧上昇，起立性低血圧は脚気心の合併と理解してよい．呼吸数増加は代謝性アシドーシスの代償機構による．眼球運動障害としては両側外転神経麻痺，つまり「寄り目」の眼位が特徴的．注視によって改善しない水平性眼振や垂直性眼振など，いわゆる中枢性眼振がみられる（ⓓ）．ビタミン B_1 欠乏による多発ニューロパチーにより深部腱反射低下や手袋靴下型の温痛覚障害も出現する（ⓔ）．

検査 ビタミン B_1 の迅速測定が多くの施設で実施不可能な状況にあり，頭部MRI所見と動脈血ガス分析によるアニオンギャップ開大（ⓒ）を参考にすべきである．頭部MRIでは中脳，視床内側，視床下部，第三脳室および第四脳室周辺に異常信号がみられる．乳頭体の萎縮は多くの症例で確認可能．

治療 速やかにビタミン B_1 投与をする．投与量については一定の見解がなく10〜1,000 mg/日を静脈投与か筋肉内投与とする．適切に治療したとしても多くの患者に視床内側病変による健忘などの後遺症がみられる．このため本症は疾患の予防こそが最良と考えられている．

臨床アドバイス

本症は重症妊娠悪阻や神経性食思不振症患者への発症例も知られている．

予想問題

Wernicke脳症の説明として誤っているものはどれか．1つ選べ
ⓐ 重症妊娠悪阻患者の発症
ⓑ 深部腱反射低下
ⓒ 両側性外転神経麻痺
ⓓ 診断に頭部MRIが有効
ⓔ ビタミン B_1 による治療を行えば後遺症は少ない

正解 ⓔ 多い

Question 1

84歳の女性．皮膚の出血斑を主訴に来院した．打撲した記憶がないにもかかわらず，数か月前から両側の手背と前腕に出血斑がみられることが気になっていたという．両側の手背と前腕に径4cm前後の紫斑が4個認められた．口腔内や鼻内に出血はない．眼瞼結膜と眼球結膜に異常はみられない．腹部は平坦・軟で，肝・脾を触知しない．20年前に子宮筋腫で手術を受けているが，そのときには出血性ショックなどの合併症はなかった．家族に遺伝性疾患はない．服薬歴に特記すべきことなし．飲酒や喫煙の習慣はない．職業は専業主婦．
血液所見：赤血球464万/μL，Hb 13.7 g/dL，Ht 41％，白血球3,900/μL，血小板16万/μL．
血液生化学所見：AST 29 IU/L，ALT 24 IU/L，LDH 200 IU/L．
出血時間，PT，APTTに異常は認められなかった．なお，MMSEは30/30であり，家族関係も良好である．

1 この疾患の特徴として適切なものはどれか．1つ選べ

- ⓐ IgAの単独欠損がみられる
- ⓑ 加齢がリスクとなる
- ⓒ 精神的虐待の存在が疑われる
- ⓓ プロテインCの欠損がある
- ⓔ GP Ib/IXの障害がある

2 現時点での対応として最も適切なものはどれか．1つ選べ

- ⓐ 経過観察
- ⓑ 血清免疫電気泳動
- ⓒ 血小板凝集能測定
- ⓓ 凝固因子活性測定
- ⓔ 本人と家族の集団カウンセリング

正解　1：ⓑ　2：ⓐ

解法へのアプローチ

高齢者，手背と前腕に紫斑の多発，そのほかの部位に出血傾向なし，血小板値正常，出血時間正常，PT，APTT正常より老人性紫斑病が最も考えられる．本症は加齢に比例して発症が増加する．病的意義はないため通常は経過観察とする．なお，MMSE 30/30より認知症は考えにくい．認知症でない患者が「打撲した記憶がない」と発言しているため虐待は否定的．家族関係が良好という記載からも虐待は除外すべきと思われる．もちろん血小板や凝固因子に関しての検査データも正常であるためGP Ib/Ⅸなどの障害も考えにくい(1ⓔ)．

病態生理　老人性紫斑病は加齢に伴う膠原線維や弾性線維，そして皮下脂肪の減少が原因となる(1ⓑ)．これらにより真皮や皮下組織など血管を保護する層が浅薄化するため，わずかな機械刺激で血管壁が破綻しやすくなる．なお，この場合の「わずかな機械刺激」とは本人の自覚症状がないくらいの機械刺激も含んだ表現である．本症の病態はビタミンC欠乏による壊血病やCushing症候群，長期に糖質コルチコイド治療を受けている患者の出血傾向と似ている．これらも結合組織の萎縮により皮膚出血や紫斑をきたすことが知られており，本症でみられる結合組織の萎縮と原因は違えど結果は同じといえる．

主要症候　本症は高齢者の手背と前腕伸側面に好発し，多発する傾向がある．この紫斑は軽微な機械刺激で生じるため，一般的には外傷の記憶はない．紫斑そのものは数日で消退するが，ヘモジデリン沈着のため黄色〜茶色がかった変色が残り，この変色が消えるのには数週間から数か月を必要とする．しかし，そのころには新たな病変が出現していることがよくある．病変部の真皮と皮下組織は薄くなっているため萎縮して見える．

検査　その他の出血傾向をきたす疾患を鑑別する目的で血小板値，出血時間，PT，APTT，フィブリノゲン，FDP，肝機能をチェックする．なお，血小板値と出血時間が正常であれば血小板凝集能評価は省いてもよい(2ⓒ)．異常出血の家族歴や既往歴の聴取も重要である．

治療　美容上の問題は残るが生命への深刻な影響はない．治療にビタミンCを投与する医師もいるが効果のほどは不明である．一般的には栄養状態の改善は全身状態に有利に作用するが，血清アルブミン値やコリンエステラーゼ値を改善しても老人性紫斑病を改善するには至らない．

臨床アドバイス

本症は日光がリスクになるともいわれており，夏は日傘や帽子などの着用が推奨される．夏以外の時期では機械的刺激を避けるために手袋の着用が効果的．同様に窮屈な衣服やベルトを避けることも推奨される．患者や家族は「紫斑」イコール「脳出血や内臓出血を起こしやすいのでは？」と心配していることが多い．このようなときには，老人性紫斑病が生命を脅かすような疾患でないことを伝えるだけで安堵と感謝の言葉をいただけるものである．

予想問題

老人性紫斑病について誤っているものはどれか．1つ選べ

ⓐ 膠原線維の減少
ⓑ 出血時間は正常
ⓒ 手背に好発
ⓓ 多発性の紫斑が特徴的
ⓔ 脳出血のリスクとなる

正解　ⓔ 本症は生命を脅かすものではない

Question 2

14歳の男児．昼食にシチューと小麦パンを食べた後にサッカーをしていたところ，全身の瘙痒感と蕁麻疹が出現した．次第に息苦しさも出てきたため，学校の保健室に運ばれた．その際には不穏と見当識障害が顕著であったため，すぐに救急車で病院搬送となった．病院到着時の脈拍は112回/分・整，血圧70/40 mmHgであった．前胸部に笛様ラ音が聴取され，SaO_2は88％（室内気）．その後，適切な初期診療によって全身状態は改善した．

1 この患者に対する最適な対処はどれか．1つ選べ

ⓐ 運動時のN95マスク着用
ⓑ β受容体遮断薬の投与
ⓒ 副腎皮質ステロイド薬吸入
ⓓ 食後3時間の運動回避
ⓔ 炭水化物の摂取制限

2 この疾患の増悪因子として知られているものはどれか．1つ選べ

ⓐ NSAIDの服用
ⓑ 筋ジストロフィーの家族歴
ⓒ 出生直後のApgar score高得点
ⓓ サルファ剤の使用歴
ⓔ 高身長

正解　1：d　2：a

解法へのアプローチ

男児，**小麦製品摂取後の運動**，**瘙痒感と蕁麻疹**，**頻脈と血圧低下**，**前胸部の笛様ラ音**より食物依存性運動誘発アナフィラキシー（food-dependent exercise-induced anaphylaxis；FDEIA）と診断する．治療には食後3時間の運動回避が推奨される．なお，NSAID（nonsteroidal antiinflammatory drug）は本症を増悪させる．

病態生理　わが国における FDEIA の原因食物としては小麦によるものが最多．小麦を構成する蛋白質のなかには gluten という物質がある．本症の患者はこの gluten に含まれる ω-5 gliadin に対する IgE 抗体を獲得していることが多い．特に ω-5 gliadin は同じアミノ酸配列の繰り返し構造で形成されているため，ω-5 gliadin 1分子内には多数の IgE 結合部が存在することになる．肥満細胞に結合している複数の IgE が同一の抗原物質で架橋されるとヒスタミンやロイコトリエンなどのケミカルメディエーターが多量に放出されることが知られており，これが本症の病態を形づくると考えられている．ω-5 gliadin の消化管からの吸収率は安静時に低く，運動時において高い．そのため運動によって ω-5 gliadin が多量に吸収されることがアナフィラキシーの誘因になると考えられる．また NSAID は増悪因子となる（2 **a**）．その理由としては NSAID が消化管粘膜を傷害して ω-5 gliadin の吸収が亢進するモデルや，NSAID が肥満細胞の脱顆粒を促進させる仮説モデルが考えられている．

主要症候　若年者に好発し，小，中，高校生の1万人に1人の割合で発症する．特定の食物を摂取後に運動することで瘙痒感，蕁麻疹（膨疹），顔面浮腫，喘息様症状，腹痛，下痢，嘔吐，頻脈，血圧低下，意識障害などのアナフィラキシーショック症状が認められる．膨疹は大きく，発熱や高温浴で誘発されないという点からコリン性蕁麻疹と鑑別できる．なお，小麦以外の原因物質としてはエビ，イカ，カニ，ブドウ，ナッツ，セロリ，トマトなどが報告されている．

検査　まず問診にて疑わしい食物抗原をリストアップし，それらに関する血清 IgE 抗体測定とプリックテストを行う．これら問診，血液検査，皮膚検査で絞り込まれた食物抗原にて運動負荷試験をすることで確定診断を得る．

治療　急性期はエピネフリン皮下注などアナフィラキシーショックの治療に準じる．エピペン® 0.15 mg も携帯可能．原因食物の摂取回避も勧めるべきだが，加工物が流通してる先進国で完璧な食事制限は不可能である（1 **e**）．そのため実際には食事後3時間は運動を控えるほうが現実的といえる（1 **d**）．

臨床アドバイス

運動負荷試験は数日から1週間程度の入院期間が必要．これは運動，食物，薬物の組み合わせを何度も変えたうえで負荷試験をしたほうが信頼性が高いからである．

予想問題

食物依存性運動誘発アナフィラキシーの説明で誤っているものはどれか．1つ選べ

- **a** ω-5 gliadin の関与が指摘されている
- **b** 膨疹は比較的大きい
- **c** 腹痛を起こす
- **d** アスピリン服用は増悪因子である
- **e** 特異的 IgE 抗体の証明で確定診断する

正解　**e** 運動負荷試験で確定診断する

Question 3

50歳の女性．発熱と発疹を主訴に来院した．4日前に薄紅色の湿疹が出現したが1日で消褪した．昨夜からは38℃台の発熱と顔面を含む全身に点状の淡い紅斑が出現している．頸部リンパ節腫脹がみられる．眼や口腔，鼻内などに粘膜疹はない．1か月前に手の痺れに対してカルバマゼピンが処方されている．
血液所見：白血球 14,000/μL（好中球 50％，好酸球 20％，異型リンパ球 7％）．
血液生化学所見：AST 179 IU/L，ALT 199 IU/L．
免疫学的所見：CRP 4.9 mg/dL．
血中抗 HHV-6 抗体の上昇が認められた．

1 最も考えられる疾患はどれか．1つ選べ

- ⓐ 伝染性単核球症
- ⓑ Stevens-Johnson 症候群
- ⓒ 麻疹
- ⓓ 固定薬疹
- ⓔ 薬剤過敏症症候群

2 患者説明として適切なものはどれか．2つ選べ

- ⓐ「致命的な疾患ではありませんのでご安心ください」
- ⓑ「すぐに予防接種をしましょう」
- ⓒ「カルバマゼピンを中止しましょう」
- ⓓ「最近の性交渉についてお聞かせください」
- ⓔ「治療薬として副腎皮質ステロイド薬という薬があります」

正解　1：ⓑ　2：ⓒ, ⓔ

解法へのアプローチ

カルバマゼピン服用から1か月後，発熱，発疹，リンパ節腫脹，好酸球上昇と異型リンパ球出現，抗HHV-6抗体上昇より薬剤過敏症症候群を疑う．本症は二峰性の経過をとることがあり薄紅色湿疹の出現と消褪という記述も合致する．治療は原因薬物中止と副腎皮質ステロイド薬．なお，粘膜疹がないことよりStevens-Johnson症候群は否定的(1 ⓑ)．

病態生理　本症はカルバマゼピンなど特定の薬剤投与後2〜8週後に高熱，薬疹，臓器障害を起こす．患者からはヒトヘルペスウイルス6型（human herpes virus-6；HHV-6）のウイルスゲノムや抗HHV-6抗体が分離されるため，HHV-6の関与が考えられている．HHV-6は乳児期に初感染して突発性発疹をきたす．その後は単球に潜伏感染するが通常の免疫状態では生涯再活性化は起こらない．本症では，まず薬剤によるアレルギー反応が起こり，次にアレルギーの持続によりT細胞が活性化してHHV-6の再活性化をきたすという2段階の病態モデルが考えられている．本症の臨床症状が二峰性となりうることもこのモデルと合致する．また，薬剤過敏症症候群に免疫学的類似点をもつ疾患に幹細胞移植後の皮疹がある．移植後もHHV-6の再活性化とそれによる皮疹をきたすことが知られており，その場合はT細胞の増殖と免疫再構築を基盤にしてHHV-6が再活性化し，それを待ってから皮疹と発熱が出現する．この点からもT細胞の活性化とHHV-6の再活性化が薬剤過敏症症候群における発熱や皮疹などの誘因となりうることが示唆される．

主要症候　38℃以上の発熱，発疹，咽頭痛，倦怠感，リンパ節腫大などが，抗てんかん薬，痛風治療薬，サルファ剤などの限られた医薬品使用後2〜8週ごろに発症する．なお，数か月〜数年間の使用後に発症することもある．皮疹は斑状丘疹型，多形紅斑型，紅皮症をきたして「全身が真っ赤になった」と患者が伝えてくることもある．

検査　a. 白血球増多（11,000/μL以上），b. 異型リンパ球出現（5％以上），c. 好酸球増加（1,500/μL以上）の1つ以上があること．肝機能異常あるいはそのほかの重篤な臓器障害（脳炎や心筋炎など）．発症後14日以内と28日以降のペア血清で抗HHV-6 IgG抗体価が4倍以上であることか，血清中（血漿中，末梢血単核球，全血のいずれも可）のHHV-6 DNAの検出にてHHV-6の再活性化を証明する．これに38℃以上の発熱と皮疹，服薬歴，原因薬剤中止後も2週間以上症状が遷延することのすべてを満たして典型的薬剤過敏症症候群と診断する．

治療　原因薬物の中止(2 ⓒ)．重症例にはプレドニゾン0.5〜1.0 mg/kgの全身投与(2 ⓔ)．

臨床アドバイス

本症は脳炎や腎炎など多臓器不全を起こして生命を脅かすことがある．カルバマゼピンは安易に使用されやすいが，通常の薬疹報告例や肝障害も多い．処方する際には注意を要する．

予想問題

薬剤過敏症症候群の説明について誤っているものはどれか．1つ選べ

ⓐ 原因薬剤投与1週間以内に皮疹が生じる
ⓑ 肝障害をきたす
ⓒ 死亡例もある
ⓓ 原因薬物にカルバマゼピンがある
ⓔ 異型リンパ球が出現する

正解　ⓐ 投与直後には生じない

Question 4

60歳の女性．発熱と全身の皮疹を主訴に救急車にて搬送された．5日前から咽頭痛があり，市販の感冒薬を内服していた．2日前から発熱が出現し，眼球結膜の充血，口腔内びらん，顔面，体幹に皮疹が出現した．既往歴，家族歴に特記すべきことなし．ペット飼育歴なし．職業は図書館の公務員．飲酒や喫煙の習慣はない．身長164 cm，体重54 kg．意識清明，体温39.7℃，脈拍100回/分・整，血圧120/70 mmHg．全身に紅色の皮疹がみられる．皮膚所見を示す．

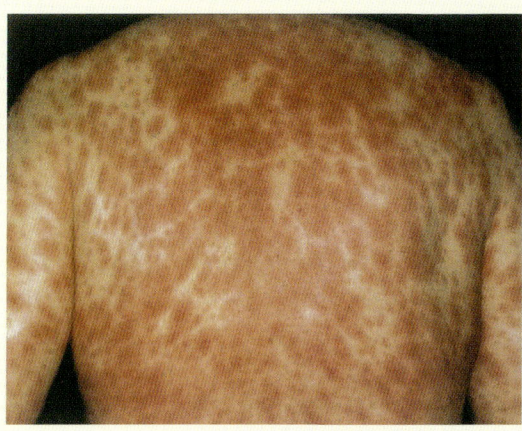

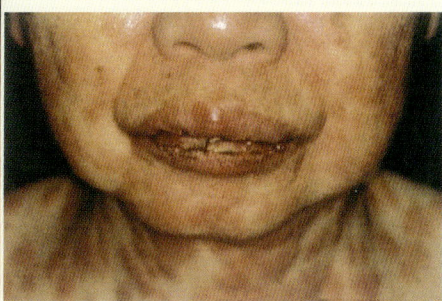

皮膚所見（A）[1]　　　皮膚所見（B）[1]

1 この疾患に対して適応になる治療として適切なものはどれか．2つ選べ

ⓐ 原因薬物による脱感作療法
ⓑ オキシカム系非ステロイド性抗炎症薬の投与
ⓒ 血漿交換
ⓓ 眼病変に対して副腎皮質ステロイド薬点眼
ⓔ エピネフリン0.15 mgの筋注

正解　1：ⓒ, ⓓ

解法へのアプローチ

感冒薬服用後の皮疹と発熱より薬疹が考えられる．さらに眼球結膜充血と口腔内びらんより粘膜病変の合併が認められ，Stevens-Johnson症候群に合致する．血漿交換と眼病変に対する副腎皮質ステロイド薬点眼は治療適応となる．なお，エピネフリン0.15 mgの筋注（ⓔ）はアナフィラキシーショックの治療．

病態生理　本症は粘膜病変を伴う重症薬疹として知られている．発症頻度は人口100万人当たり年間1～6人と低めだが，死亡率は約10％と高い．原因薬物としてはオキシカム系NSAIDが多く（ⓑ），そのほかにはサルファ剤，カルバマゼピン，ゾニサミド，フェノバルビタール，H_2ブロッカーなどによる症例報告が散見される．これら薬剤の刺激により単球が可溶性FasLを産生し，これが表皮細胞のFasに結合して表皮細胞をアポトーシスさせるという病態モデルが支持されている．また，表皮病変部にはCD8陽性細胞が浸潤していることから，CD8陽性細胞による表皮攻撃モデルも考えられている．ほかにも近年ではHLA-A*0206をはじめとして複数の遺伝子素因が発症のリスクとなるのではという報告がある．いずれにせよ本症は薬剤に起因する重症アレルギーと理解されており，治療には原因薬物の投与中止が必要不可欠である．

主要症候　薬剤に起因する多形滲出性紅斑と粘膜病変が代表的．初期症状としては痛みを伴う皮疹，39℃以上の発熱，咽頭痛，眼粘膜病変とそれによる視力障害がみられる．眼病変に関しては，結膜充血，眼脂，眼瞼の発赤と腫脹，開眼困難，偽膜形成，進行性の瞼球癒着，睫毛脱落がみられる．細隙灯検査では結膜充血，眼脂，偽膜形成，瞼球癒着に加えて角結膜上皮脱落と欠損が確認できる．重症例では角膜すべてが脱落，欠損することもある．粘膜病変は口唇，口腔咽頭粘膜，鼻粘膜，外陰部，尿道，肛門周囲，眼粘膜など多彩．陰部周辺の粘膜病変は排尿痛や排便痛を引き起こす．関節痛も出現する．呼吸器障害や肝障害を伴うこともあり，この場合は生命予後が悪い．

検査　皮膚生検では表皮細胞へのリンパ球の浸潤，壊死，欠損がみられる．重症例では表皮下水疱が出現する．尿潜血と便潜血も特徴的．白血球値は上昇するが骨髄障害が起こると低下．肝障害や腎障害も認められる．

治療　原因薬物の中止とプレドニゾン0.5～2.0 mg/kg/日の全身投与．眼病変にはデキサメタゾンあるいはベタメタゾン点眼1日4回とする（ⓓ）．感染症合併例ではγグロブリン5～20 g/日を3日間併用．これらで効果不十分な場合は血漿交換も適応（ⓒ）．

臨床アドバイス

厚生労働省は「医薬品投与後に高熱と発疹があれば薬剤を中止して皮膚科専門医の協力を得るべき」としている．また，急性期を乗り越えた後でも乾燥性角結膜炎を起こすことが多く，眼科医の協力も不可欠．

予想問題

Stevens-Johnson症候群の患者の言葉として特徴的なものはどれか．3つ選べ
ⓐ「眼を開けにくくなりました」
ⓑ「37℃台の発熱が数日間続いています」
ⓒ「関節の痛みはありません」
ⓓ「排便のときに肛門が痛みます」
ⓔ「のどの痛みが激しくなりました」

正解　ⓐ, ⓓ, ⓔ
ⓑ 39℃以上の高熱をきたす　ⓒ 関節痛を伴いやすい

Question 5

70歳の女性．頭痛と発熱を主訴に来院した．2か月前から37℃台の発熱が持続するようになり，体重が減り始めた．2週間前からは右のこめかみから右顎にかけて発赤と疼痛が出現している．特に食べ物を噛んでいるときに鋭い疼痛が増悪するため，2週間前からは軟らかい物を選んで食べるようにしているという．身長 170 cm，体重 66 kg（2か月で2 kg 減少），意識清明，体温 37.7℃，脈拍 80 回/分・整，血圧 130/82 mmHg．右側頭部に索状物を触知し，指で触れると刺すような鋭い痛みを伴う．抗核抗体とリウマトイド因子は陰性．

1 この患者に優先して実施すべき検査はどれか．1つ選べ

- ⓐ 聴力検査
- ⓑ 頭部 CT
- ⓒ 眼底鏡検査
- ⓓ 鼻咽腔直達鏡検査
- ⓔ 甲状腺エコー

2 この疾患について正しい説明はどれか．2つ選べ

- ⓐ 病側の瞳孔散大がみられる
- ⓑ 病変部の眼球を触診すると硬い印象を受ける
- ⓒ 赤沈が亢進する
- ⓓ ほぼ全例が経過観察で改善する
- ⓔ 病変の生検で異常所見が認められる

正解　1：ⓒ　2：ⓒ, ⓔ

解法へのアプローチ

高齢者の側頭部痛，発熱，体重減少より側頭動脈炎を考える．触診や咀嚼で増強する鋭い疼痛は本症に特徴的な身体所見．抗核抗体とリウマトイド因子が陰性も本症の検査所見に合致．本症は眼動脈炎をきたして失明することがあるため眼底鏡検査を優先する．確定診断は赤沈亢進や生検所見にて行う．なお，経過観察だけで改善する例はまれ(2 ⓓ)．

病態生理　50歳以上に多く，この年齢層での年間発症率は10万人に77人．男女比ではやや女性に多い．本症は動脈の炎症性疾患であり，外頸動脈と眼動脈，その分枝が障害されやすい．眼動脈や後毛様体動脈の血管病変が起こると視神経や網膜の虚血が生じ，最悪の場合は失明に至る．病的血管壁には同一のTCRを発現したCD4陽性細胞が浸潤しているため，血管壁に何らかの抗原物質が存在するものと考えられている．

主要症候　血管炎による局所症状と炎症性サイトカインを介した全身症状がみられる．局所の主症状は側頭部の頭痛である．これは両側性となりうる．頭痛の質は「鋭く刺すよう」と表現される．血管炎症部位は索状で圧痛が著明．この圧痛はブラッシングや寒冷，会話などで誘発される．咀嚼時に咬筋に起こる筋痛，不快感，運動障害は jaw claudication と呼ばれる．これは外上顎動脈の動脈虚血によるもので疾患特異性が高い．眼底鏡では軟性白斑，小出血，視神経乳頭の虚血性変化が認められる(1 ⓒ)．全身症状としては発熱，倦怠感，体重減少をきたす．また，30％前後の確率でリウマチ性多発筋痛症を合併する．

検査　血管造影にて外頸動脈とその分枝の分節状狭小化や閉塞が認められる．CRPは高値で赤沈も80 mm/時を超えることが多い(2 ⓒ)．末梢血では慢性炎症による貧血，血小板数増加，白血球数増加がみられる．また，抗核抗体，リウマトイド因子，抗好中球細胞質抗体は陰性でCKも正常．血管生検では巨細胞や肉芽腫が認められるため，本症は巨細胞動脈炎とも呼ばれる(2 ⓔ)．巨細胞の証明はWegener肉芽腫や結節性多発動脈炎との鑑別点ともなる．血管壁の病理所見として弾性線維の崩壊，内膜増殖，線維化が認められる．動脈瘤形成もみられる．なお，本症の血管病変は非連続性であり，かつ両側性病変もあるため左右の浅側頭動脈を長め(3 cm以上)に採取することが推奨される．

治療　プレドニゾン80 mg/日を4～6週間経口投与する．その後は漸減するが服薬期間が短いと再発しやすいため，年単位で服用を続ける．なお，視力低下，一過性黒内障，複視がある場合はステロイドパルス療法とし，その後にプレドニゾン80 mg/日を4～6週間経口投与．通常はこれらの治療で失明を防ぐことが可能．

臨床アドバイス

眼虚血症状を起こした患者の10％が24時間以内の両眼失明をきたす．眼症状を伴う場合は生検の結果を待たずして治療を開始すべきである．

予想問題

側頭動脈炎にみられる所見として誤っているものはどれか．1つ選べ

ⓐ 両眼の失明
ⓑ 高齢女性に好発
ⓒ リウマチ性多発筋痛症の合併
ⓓ 輪状暗点
ⓔ jaw claudication（顎跛行）

正解　ⓓ　軟性白斑，小出血，視神経乳頭の虚血性変化が特徴的

Question 6

60歳の女性．両足の皮疹を主訴に来院した．病変部のKOH検鏡法で真菌は陰性であった．既往歴に慢性扁桃炎がある．家族歴，服薬歴，ペット飼育歴，アレルギー歴に特記すべきことはない．職業は会社員．スイミングスクールに通っていた経験もみられない．出産歴1回で流産歴2回．
右足の写真を示す．

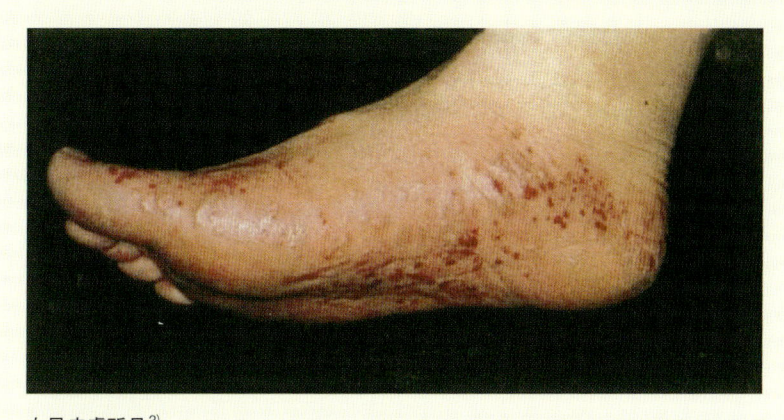

右足皮膚所見[2]

1 この疾患の病歴や症候として正しいものはどれか．3つ選べ

- ⓐ 口唇口蓋裂の既往者に好発
- ⓑ 爪の変形
- ⓒ 胸痛
- ⓓ 喫煙での症状悪化
- ⓔ ふくらはぎの静脈蛇行

正解　1：ⓑ, ⓒ, ⓓ

解法へのアプローチ

足底の皮疹，病変部の真菌検査が陰性，慢性扁桃炎の既往歴より掌蹠膿疱症が考えられる．本症の特徴的所見としては選択肢ⓑⓒⓓが知られている．2度の流産歴は喫煙によるものかもしれない．本症は金属アレルギーには関与するが口唇口蓋裂との関係はない(ⓐ)．なお，ふくらはぎの静脈蛇行(ⓔ)は下肢静脈瘤の所見である．

病態生理　手掌足底に対称性の無菌性膿疱を呈する慢性疾患である．症状の寛解と再燃を繰り返しながら，次第に炎症性角化局面を形成する．喫煙，慢性扁桃炎，齲歯，歯科金属や装飾品などによるアレルギーが発症や病勢に関与する．特に1日20本以上の長期喫煙者は発症しやすく，かつ治療後の再燃もきたしやすい(ⓓ)．本症は多因性の疾患であるが，病態の1例として慢性扁桃炎に関する発症モデルを以下に記載する．慢性扁桃炎は陰窩上皮の角化を促進させ，高分子ケラチンを増やす．陰窩にはリンパ上皮が存在するため，次に高分子ケラチンに対しての感作リンパ球が出現する．高分子ケラチンは掌蹠にも存在するため感作リンパ球が掌蹠に浸潤し，後に好中球が遊走する．実際に掌蹠の皮膚生検ではCD4陽性細胞や好中球が確認される．本症では関節炎もみられるが，滑膜にケラチンが存在することで説明される．

主要症候　手掌母指球部と小球部，足底に小膿疱がみられる．小膿疱は周囲に紅斑を伴い，融合して局面を形成する．爪の点状陥凹や爪肥厚もきたす(ⓑ)．前述の喫煙などに関する病歴聴取も重要．本症の約10％に胸痛が出現し，これは胸肋鎖骨間の炎症に基づく．胸痛部は発赤と骨増殖や骨硬化による変形をきたし，同部の関節可動域制限も起こりうる(ⓒ)．

検査　皮膚生検で表皮に特徴的変化をみる．すなわち肥厚した角層と角質直下の単房性膿疱構造が認められる．膿疱内部にはCD4陽性細胞，好中球，変性表皮細胞が目立つ．炎症細胞の真皮浸潤もみられる．真菌感染症を鑑別するために病変部のKOH検鏡法を実施する．末梢血検査で白血球数，CRP，赤沈，ASOを測定．貼付試験で金属アレルギーを評価．胸部単純X線写真は胸鎖肋間骨化症の診断に有効．

治療　金属が原因のものは金属除去．扁桃摘出の適応もあるが，その効果を術前に評価する方法は確立されていない．手術適応は以下の情報を総合して判断する．疫学調査によると高齢者，骨関節炎合併例，発症早期者には扁桃摘出の効果が高い．また，扁桃誘発試験陽性例や陰窩膿栓著明例，扁桃炎悪化時に皮膚症状が増悪する例は扁桃摘出を勧める参考所見となる．禁煙は治療後の再燃予防として重要．なお，副腎皮質ステロイド薬外用，活性化ビタミンD_3塗布，PUVA (psoralen-ultraviolet A) 療法の適応もあるが，病変部の角層が厚いため効果は限定的．

臨床アドバイス

本症の病変は寛解と再燃を繰り返すため，1回の診察では病勢を判断することができない．病勢評価には3か月〜半年かけるべき．また，本症には梅雨の時期に悪化しやすいという季節性変動もある．

予想問題

掌蹠膿疱症の検査に関して適切なものはどれか．3つ選べ
ⓐ 胸部単純X線検査
ⓑ 皮膚生検
ⓒ 大動脈造影
ⓓ 金属抗原による貼付試験
ⓔ 骨髄塗抹 May-Giemsa 染色標本

正解　ⓐ, ⓑ, ⓓ
ⓒ 大動脈病変をきたしやすいということはない
ⓔ 骨髄病変は特徴的ではない

Question 7

10歳の男児．右眼の強い瘙痒感と痛みを主訴に来院した．痛みは強くて開眼困難なほどである．まばたきによっても眼痛が悪化する．視力は右 0.4，左 1.2 である．なお，以前の学校健診では右の視力は 1.0 であった．右眼球結膜は著明に発赤している．
右上眼瞼を翻転した写真を示す．

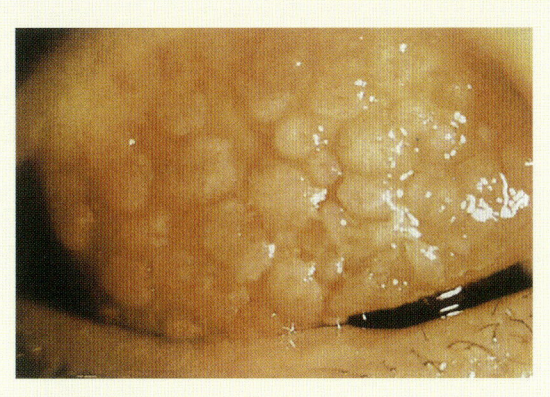

右上眼瞼所見[3]

1 この患者の治療で推奨されるものはどれか．2つ選べ

- ⓐ 免疫抑制剤の点眼
- ⓑ β受容体遮断薬の点眼
- ⓒ ニューキノロン系抗菌薬全身投与
- ⓓ 石垣状乳頭組織の切除
- ⓔ 副腎皮質ステロイド薬の全身投与

正解　1：ⓐ, ⓓ

解法へのアプローチ

学童期の男児，眼の瘙痒感，眼痛と開眼困難，特徴的な石垣状乳頭所見より春季カタルの診断とする．治療には免疫抑制剤点眼や石垣状乳頭病変の切除がある．副腎皮質ステロイド薬は長期使用による副作用が問題になる．

病態生理　本症はアレルギー疾患として知られているが，治療が遅れると永続的な視機能低下に陥ることがある．病態に関与する細胞成分の代表はTh2（helper T2）細胞，好酸球，好塩基球である．まず花粉やダニのフンなどのアレルゲンが発端になって，肥満細胞と好酸球を主体としたⅠ型アレルギー反応が起こる．肥満細胞が産生するプロテアーゼや好酸球が産生する細胞傷害性蛋白によって角膜上皮が傷害され，角膜上皮に欠損部が出現する．これと同時に樹状細胞とマクロファージがIgEを介してT細胞に抗原提示をするため抗原特異的Th2細胞が増殖し，IL-4とIL-13の産生が始まる．IL-4とIL-13は角膜上皮欠損部から角膜実質細胞内に容易に伝達され，これらサイトカインを受けた角膜実質細胞はエオタキシンを産生する．エオタキシンは好酸球に対して遊走活性をもつ物質であるため病変部には好酸球が集簇する．なお，Th2細胞が産生するIL-4とIL-13は血管内皮細胞に接着因子VCAM-1を発現するため，好酸球浸潤に拍車がかかる．また，これらサイトカインは線維芽細胞の増殖や細胞外基質の産生を増やすため，眼瞼部に特徴的な石垣状所見が形成される．石垣状に増殖した線維芽細胞と細胞外基質が好酸球や肥満細胞の生存延長に有利に作用することも知られており，これらすべてが相まって重篤なアレルギー病変が形成されていく．

主要症候　10歳前後の男児の眼に好発する．眼の症状としては瘙痒感，結膜充血，眼脂，流涙，羞明，異物感，眼瞼腫脹，疼痛が知られている．痛みが強くなると開眼困難ともなり「まばたきをするたびに痛い」と言う児童もいる．上眼瞼を翻転すると石垣状乳頭所見が認められる．「春季」という病名だが，原因抗原には花粉よりもダニのフンが多いとの報告もある．成長とともに改善していく例が多いが，基礎疾患にアトピー性皮膚炎があると症状が遷延しやすく，成人しても治癒しない傾向がある．

検査　結膜擦過にて好酸球を証明する．涙液中のIgE量測定も有効．原因抗原検索としては貼付検査やRAST法が挙げられる．

治療　近年は免疫抑制剤の点眼が推奨される．副腎皮質ステロイド薬は全身投与，点眼ともに長期投与で緑内障をきたすため第一選択としては使用されなくなった．重症例では石垣状乳頭病変の切除（ⓐⓓ）．

臨床アドバイス

本症は通常のアレルギー性結膜炎とは一線を画す．「一般的なアレルギー反応で眼が赤いのだろう」という認識だと視力の廃絶をきたすことすらある．学童期〜思春期男子の眼のトラブルにはぜひ春季カタルを念頭に置いてほしい．

予想問題

春季カタルの説明として誤っているのはどれか．1つ選べ

ⓐ 20歳代の女性に好発する
ⓑ 眼瞼翻転にて石垣状乳頭病変がみられる
ⓒ 抗原物質にダニのフンがある
ⓓ 視力低下もきたす
ⓔ 眼脂が増加する

正解　ⓐ 10歳前後の男児に好発する

Question 8

42歳の男性．近医で右肺尖部の異常陰影を指摘され来院した．胸部造影CTを撮影した3分後に様子がおかしくなった．意識は混濁し，見当識障害がある．脈拍104回/分・整，血圧70/40 mmHg，呼吸数28回/分．SaO_2 82%（室内気）．皮膚に膨疹が出現しつつあり，呼気時に喘鳴を聴取する．四肢は温かい．

1 この患者の訴えで生命に関する緊急性の高さを示唆するものはどれか．2つ選べ

- ⓐ「動悸が激しくなってきました」
- ⓑ「水を飲みたくなってきました」
- ⓒ「鼻がむずむずしてきました」
- ⓓ「声が嗄れてきました」
- ⓔ「体が熱をもってきました」

2 現時点での判断として適切なものはどれか．2つ選べ

- ⓐ すぐに胃管挿入の準備をする
- ⓑ アドレナリン0.15 mgの皮下注射の準備をする
- ⓒ 酸素投与の準備
- ⓓ 塩酸イソプロテレノール静脈投与の用意をする
- ⓔ ベラパミル静脈投与の用意とする

正解　1：ⓐ, ⓓ　2：ⓑ, ⓒ

解法へのアプローチ

造影剤使用直後，頻脈，血圧低下，意識障害，呼気性喘鳴，四肢は温から造影剤によるアナフィラキシー（様）ショックと判断する．バイタルサインの変化や嗄声は緊急性の高さを示唆．治療はアドレナリン皮下注と酸素が適応．

病態生理　ヨード造影剤の基本構造はベンゼン環と2，4，6位にIが結合したトリヨードベンゼンである．イオン性はこの基本構造の1位にカルボキシル基（-COOH）が結合している．これは4位のIがむき出しとなるため，ヨード毒性が強く実際の副作用頻度も高い．非イオン性は1，3，5位に水酸基（R-OH）がつく．水酸基がそれぞれ2，4，6位のIを覆うためヨード毒性が低い．また，イオン性は電離してモル数が増えるため浸透圧の変化が大きく，血管拡張や肥満細胞変形作用が強い．その点，非イオン性は浸透圧変化が小さく，血管や肥満細胞への影響が小さい．上記より近年は非イオン性が主流である．しかし，ダイナミック造影やIVRではかなりの速度で造影剤を注入するため，非イオン性でも重篤な副作用は起こる．

主要症候　熱感は必発であるため，事前に患者説明をする．悪心・嘔吐も5％に起こる．くしゃみ，蕁麻疹，咳もよくみられる．造影剤による副作用はバイタルサインを基準に軽症，中等症，重症に分類しておくと対処しやすい．経験的ではあるが，具体例を記載しておく．血圧低下がなく，熱感，悪心・嘔吐，蕁麻疹，瘙痒感程度のものを軽症とする．収縮期血圧が70〜90 mmHgに低下して頻脈が出現するも，意識清明な場合は中等症．収縮期血圧70 mmHg未満や意識障害，心肺停止や致死性不整脈の出現は重症．緊急対応を要することを踏まえると，ある程度のマニュアル化も必要と考えられる．そのうえで臨床医学に基づいた緊急性の指標を学んでおく．たとえば嗄声，動悸，冷汗がみられたら重症として扱う（1ⓐⓓ）．「自分の声が響くようになってきました」と患者が伝えてきた場合は嗄声と判断してよい．なお，急性大動脈解離や肺塞栓症患者が検査後に胸痛を訴えた場合は原疾患の増悪を考える．

検査　中等症異常では動脈血ガスを採取し，酸素化の状態を把握する．アニオンギャップの開大は循環状態の悪化を示唆する．

治療　軽症例は経過観察．悪心・嘔吐の持続例にはメトクロプラミド10 mg静注．蕁麻疹にはポララミン5 mg静注．中等症異常ではアドレナリン0.1〜0.3 mg皮下注（筋注）．さらに酸素投与，細胞外液輸液，BLS/ACLSを適宜実施（2ⓑⓒ）．

臨床アドバイス

造影剤の副作用には有機化合物の浸透圧や構造式だけでは説明できない未解明の機序が存在する．そのため現時点では副作用を完璧に回避することが不可能である．1日10人の造影剤投与をする病院では，年間1例は確実に重症患者が出るという前提で院内マニュアルをつくっておくことが重要である．

予想問題

CT撮影に使用するヨード造影剤について正しいものはどれか．2つ選べ

ⓐ 近年は非イオン性の使用頻度がイオン性よりも高い
ⓑ 造影剤投与直後の熱感は副作用頻度としては低い
ⓒ 投与した患者の0.1％程度に悪心が起こる
ⓓ 致死性不整脈発症例も報告されている
ⓔ 副作用への対応マニュアルはつくらないことが推奨される

正解　ⓐ, ⓓ
ⓑ かなり高い　ⓒ もっと高率に起こる　ⓔ 原則としてつくる

Question 1

51歳の男性．発熱と呼吸困難を主訴に来院した．7日前に友人達と車で複数の温泉を巡る旅行に行った．2日前より39℃台の発熱と全身倦怠感が出現し，昨日から頑固な咳が出てきた．今日になって呼吸困難をきたしたため来院した．喀痰は少なく，胸部聴診でラ音が認められない．意識清明，体温39.7℃，脈拍104回/分・整，血圧110/60 mmHg，SaO_2 92％（室内気）．レジオネラ尿中抗原陽性．
既往歴と家族歴に特記すべきことなし．喫煙歴は10本/日を25年間．飲酒歴は機会飲酒．会社員で最近人事課に異動になった．ペット飼育歴はなし．

1 この患者の所見として予想されるものはどれか．1つ選べ

- ⓐ 低ナトリウム血症
- ⓑ 低カリウム血症
- ⓒ 低クロール血症
- ⓓ 低マグネシウム血症
- ⓔ 低カルシウム血症

2 この疾患についての正しい説明はどれか．2つ選べ

- ⓐ 急速な悪化
- ⓑ ヒト–ヒト感染
- ⓒ 神経精神症状
- ⓓ 病変は片側肺に限局する
- ⓔ 本来の好発は若年女性

正解　1：ⓐ　2：ⓐ, ⓒ

解法へのアプローチ

中高年の男性，温泉，高熱と呼吸器症状，尿中抗原陽性のキーワードからレジオネラ肺炎と診断することは容易．血清Na＜131 mEq/Lであることはレジオネラ肺炎を疑うべき所見である．また本症は急速な転帰をとることから重症市中肺炎といわれることがある．

病態生理　代表的な病原体である*Legionella pneumophila*は水中の常在株で，人工水系中の藻類やアメーバ内にて盛んに増殖する．感染経路はこの病原体を含んだエアロゾルの吸入でありヒト-ヒト感染はしない(2ⓑ)．病原体のもつ線毛が気道上皮細胞に付着することが感染の契機になるため，喫煙や肺疾患など気道上皮バリア機能の低下は感染のリスクになる．レジオネラ肺炎が中高年男性に好発するという事実も喫煙との因果関係が示唆される(2ⓔ)．感染後，病原体は食細胞の中で増殖する．潜伏期は2～10日であり本症例と合致する．なお，市中肺炎の3～10％を占めるため，まれな疾患ではない．

主要症候　まずは非定型肺炎に共通の症状として頑固な咳，少ない喀痰，胸部聴診所見の乏しさがある．次に，ほかの非定型肺炎との相違点として急速に重症化することと，神経精神症状をきたすことが多いことを記載しておく．胸部単純X線写真でも両肺野に異常陰影をきたすことがある(2ⓓ)．神経精神症状としては不穏と意識障害が最多．頭痛や傾眠傾向，幻覚，錯乱，四肢振戦などの多彩な神経精神症状も特徴的．発熱は必発であり初期から40.0℃以上の高熱がみられることもある．これに伴う比較的徐脈は高齢者の重症例にみられることが多い．

検査　尿中抗原の検出が迅速である．ただし*L.pneumophila*種の血清群1のみが検出対象であり，同型の頻度が約半数程度のため完璧ではない．そのため複数の検査方法を併用することが多い．BCYEα培地を用いた喀痰培養は結果を得るまでに7日以上を要する．レジオネラ肺炎は診断が遅れると死亡率が高くなる疾患なので，より迅速で鋭敏な喀痰PCR法の実施も検討する．

治療　病原体が食細胞内で増殖するため細胞内移行が良好な薬剤が望ましい．ニューキノロン系抗菌薬の点滴静脈が第一選択薬．パズフロキサシン1回500 mgの1日2回静脈投与は効果的で10日以内に治癒する例も多い．病状が激しい場合は第二選択薬としてマクロライド系抗菌薬の静脈投与とリファンピシン内服の併用を考慮する．

臨床アドバイス

血尿が出現することがあり，尿中抗原と同時に調べておくとよい．嘔吐，下痢，肝障害などの消化器症状が先行する症例もあり，この場合は温泉旅行などの病歴を聴き逃すと診断に難渋する．吸引器や胃管の汚染は院内感染の原因になる．*L.pneumophila*は重症市中肺炎のみならず院内感染の起因菌にもなるのである．

予想問題

レジオネラ肺炎について誤っているものはどれか．1つ選べ

ⓐ 重症市中肺炎を起こす
ⓑ 院内感染を起こす
ⓒ 喫煙は危険因子
ⓓ 喀痰PCR法が診断に有効
ⓔ 疑った場合は厚生労働省に報告する

正解　ⓔ 正しくは保健所に連絡する

Question 2

61歳の女性. 呼吸困難と強い咽頭痛を主訴に救急車にて来院した. 前日の夕方に37℃台の発熱と咽頭痛が出現したため近医を受診するも, 感冒薬の処方で経過観察となっている. 搬送時苦しくて横になれず, 前傾姿勢で流涎している. 吸気時喘鳴(stridor)が聴取される. 意識はやや混濁, 体温39.0℃, 呼吸数28回/分, 脈拍108回/分・整, 血圧110/60 mmHg, SpO_2 85%. 救急隊到着時にSpO_2が90～92%であったため酸素投与を始めたが, 車内で88～90%と低下した. 救急隊が車内でアンビューバッグを開始したところ腹部が膨満するだけで酸素飽和度は徐々に下がっていったという.
緊急で実施した喉頭内視鏡を示す.

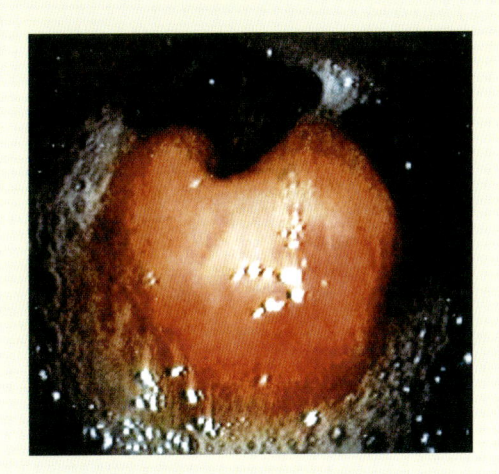

喉頭内視鏡所見[1]

1 まず行うべきことはどれか. 1つ選べ

- ⓐ CPAPを装着して経過観察
- ⓑ 気道確保とβラクタム系抗菌薬投与
- ⓒ 気道確保とアゾール系抗真菌薬の投与
- ⓓ 頸部側面単純X線写真と呼吸機能検査
- ⓔ 頸部側面単純X線写真とβラクタム系抗菌薬投与

正解 1：ⓑ

解法へのアプローチ

発熱，嚥下痛，呼吸困難とアンビューバッグでの換気困難から急性喉頭蓋炎を疑う．本疾患ではまず気道確保が優先される．細菌感染症なので抗菌薬の投与を行う．気道確保なしにアンビューバッグやCPAP（continuous positive airway pressure）をしても，腫大した喉頭蓋によってエアが気道ではなく胃に流れてしまう（ⓐ）．

病態生理 喉頭蓋と周辺構造物の蜂巣炎であり，急速進行して致死的な気道閉塞をきたしうる．最多の原因微生物はインフルエンザ桿菌とA群レンサ球菌．その他の病原体に黄色ブドウ球菌と肺炎球菌がある．ウイルスの関与は否定的．

主要症候 まず発熱，咽頭痛，嚥下痛が出現する．窒息症状が強くなるとstridorと呼ばれる吸気性喘鳴，流涎，陥没呼吸が出現する．以前は罹患率のピークが4歳前後であったがインフルエンザ菌b型（Hib）ワクチンを導入した国家や地域では小児の罹患率は激減している．しかしながら，小児に発症した場合は成人に比べて症状の進行が早いため，注意が必要．

検査 喉頭内視鏡で喉頭蓋の腫脹と牛肉様発赤を確認する．同時に組織を採取して細菌培養を提出する．インフルエンザ菌b型は血行性伝播をきたしやすいため，血液培養も陽性となることが多い．血液データでは好中球を主体とした白血球増加を示す．頸部側面X線で喉頭蓋陰影の拡大を証明することは補助診断となるが，すでに喘鳴のある患者をX線室に運ぶことには議論がある．喘鳴がなかったとしても，これによって気道確保の遅れを招くことは許されない（ⓓⓔ）．なお，窒息症状がある場合には，間接喉頭鏡や舌圧子で喉頭痙攣を起こすことがあるため控えるべき．

治療 気道確保を最優先する．たとえ診断が疑いの段階にあったとしても，この方針は変わらない．腫大した喉頭蓋によって通常の気管挿管が不可能な場合は迅速に気管切開の判断を下すべき．窒息という危機的状況であるため，抗菌薬の投与は薬剤感受性試験の結果が出る前に実施する．インフルエンザ菌のアンピシリン耐性率が上昇してきていること踏まえ，セフトリアキソン50〜75 mg/kg（最大量2,000 mg）を1日1回静脈投与する．アンピシリン-スルバクタム，セフォタキシムも同様に有効．なお，βラクタム系にアレルギーのある患者ではクリンダマイシンを用いる．また，インフルエンザ菌による喉頭蓋炎患者の同居者に4歳以下かつワクチン未接種の小児がいる場合は患者を含む同居者全員が4日間のリファンピシン内服を行い，保菌しているインフルエンザ菌の除去を行うべきとの報告がある．

臨床アドバイス

患者は「高熱と喉の痛み」を強調し，「感冒薬の処方」を要求してくることがある．しかも本症では口腔咽頭所見が正常であるため，医師も軽度の風邪と診断して帰宅させてしまうケースが少なくない．嚥下痛の聴取が本症の見逃しを防ぐのである．

予想問題

急性喉頭蓋炎の所見で正しいものはどれか．2つ選べ

ⓐ 原則として発熱はきたさない
ⓑ 小児では予防にHibワクチンが有効である
ⓒ 嚥下痛をきたす
ⓓ 呼気性喘鳴が特徴的
ⓔ 喉頭内視鏡で黄色に腫大した喉頭蓋が観察される

正解 ⓑ，ⓒ
ⓐ 高熱をきたす ⓓ 吸気性喘鳴 ⓔ 牛肉様鮮紅色

Question 3

33歳の男性．発熱と頭痛を主訴に来院した．5週間前から倦怠感と食思不振を訴えており，徐々に多彩な症状が出現したという．4日前からは周囲に無関心となり，嗜眠状態ともなった．昨日から頭痛が出現したため，家族に付き添われて来院した．初診時見当識障害があり，体温37.9℃，脈拍92回/分・整，血圧130/70 mmHg，呼吸数17回/分．SaO_2 98％（室内気）．項部硬直やKernig徴候は明らかでない．家族歴，既往歴に特記すべきことなし．アルコールは機会飲酒，喫煙歴はない．アレルギー歴やペット飼育歴もなし．

脳脊髄液所見：外観は水様，初圧 200 mmH₂O（基準 70～170 mmH₂O），細胞数 100/μL（基準 0～2/μL），蛋白 60 mg/dL（基準 14～45 mg/dL），糖 37 mg/μL（基準 50～75/μL）．
脳脊髄液の墨汁染色標本を別に示す．
なお，HIV抗体は陰性．性パートナーは妻のみ．

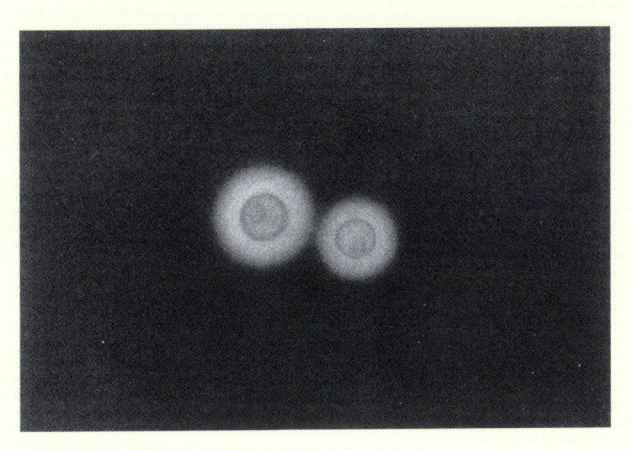

墨汁染色標本[2)]

1 この疾患で正しいものはどれか．3つ選べ

ⓐ ハトは感染源となる
ⓑ 通常 β-D グルカンは上昇する
ⓒ 血清中や髄液中の抗原証明は感度が高い
ⓓ まずフルコナゾールにて治療開始する
ⓔ まずアムホテリシンBにて治療開始する

正解 1：ⓐ, ⓒ, ⓔ

解法へのアプローチ

頭痛，発熱，髄液所見から髄膜炎が考えられる．しかし5週間という長期経過や，無関心や嗜眠が目立つことからは通常の細菌性髄膜炎は考えにくい．髄液の墨汁染色所見はクリプトコッカス症の典型所見である．クリプトコッカス血清抗原の証明は診断に関しての感度と特異度が高く信頼できる．

病態生理 わが国で問題になる病原体は *Cryptococcus neoformans* である．ハトのフンに含まれる *C. neoformans* がエアロゾル状粒子となり，それを経気道的吸入するという感染経路が知られている（ⓐ）．*C. neoformans* の莢膜多糖体は貪食細胞の食作用を阻害する．しかも，莢膜多糖体構造の変化によって血管内皮や血液脳関門を自在に通過することができる．これらの機序によって病原体は呼吸器から中枢神経系に播種する．そもそも脳脊髄液中の補体と抗体は極めて少なく，中枢神経系感染症は一般的に重篤化しやすい．実際に現代においてもクリプトコッカス髄膜炎は致死的な疾患である．なお，本症はAIDS患者に好発するが，そうでない者にも発症する．

主要症候 倦怠感や食思不振から始まり，頭痛，発熱，嘔吐，項部硬直などの髄膜炎症状に移行する．髄膜刺激症状が出現しない例もあり注意を要する．無気力，嗜眠，記憶障害，人格変化，隆起性紅斑もきたす．本症は肉芽腫性疾患であり，その部位によっては失明，脳血管障害，脳神経障害をも引き起こす．神経症状が4週間以上と長く持続するため，本症は慢性髄膜炎をきたす疾患としても知られている．後遺症は多彩であり，難聴，てんかん，認知症の報告もある．

検査 脳脊髄液検査で真菌細胞の莢膜を検出することが迅速かつ有効．莢膜は墨汁染色で染まらないため，明確に判別可能である．通常の鏡検では気泡様物体にしか見えない．髄液所見は細胞数増加，髄液圧上昇，蛋白増加，糖減少．血清および髄液のクリプトコッカス抗原は感度，特異度とも高くて診断に有効（治療効果判定には使いにくい）．培養も行うが結果が出る前に治療を開始すべき．なお，病原体のβ-Dグルカンは厚い莢膜に包埋されているうえに含有量が少ないため通常は陰性．

治療 アムホテリシンB（0.5〜1.0 mg/kg/日）静注＋フルシトシン（100 mg/kg/日）分4経口投与6〜10週が，非AIDS患者の開始レジメンの1例である（ⓓⓔ）．AIDS患者はこのレジメンを2週間投与した次にフルコナゾール400 mg分1経口投与を8週間，その後，維持療法としてフルコナゾール200 mg分1の生涯経口投与にて再発を予防する．

臨床アドバイス

病原体の発育至適温度は低い．そのため37℃での検体培養では失敗例が多く，室温培養（約27℃）がよい．病原体を媒介するハトが感染死しない理由はハトの体温がヒトよりも高いためなのである．

予想問題

クリプトコッカス髄膜炎について正しくないものはどれか．1つ選べ

ⓐ 項部硬直の出現頻度が高い
ⓑ 後遺症にてんかんがある
ⓒ 初期治療にはアムホテリシンBを使う
ⓓ AIDS患者はフルコナゾール経口投与の生涯投与で再発予防する
ⓔ 髄液所見では糖低下がみられる

正解 ⓐ

Question 4

34歳の男性．皮疹を主訴に来院した．皮疹は4か月前に下腿に出現し，徐々に広がってきた．皮疹は紫褐色の丘疹で，前胸部と腹部にも多発している．瘙痒感や疼痛はみられない．2週間前からは全身倦怠感と体重減少がみられ始めた．既往歴に特記すべきことはない．家族歴に遺伝性疾患や皮膚難病の患者はいない．ペット飼育歴やアレルギー歴もない．服薬歴もない．アルコールは機会飲酒で喫煙歴もない．職業は外資系会社員で語学が堪能なため海外出張が多い．性パートナーは男性で，複数名いるとの情報を得た．
体幹の写真を示す．

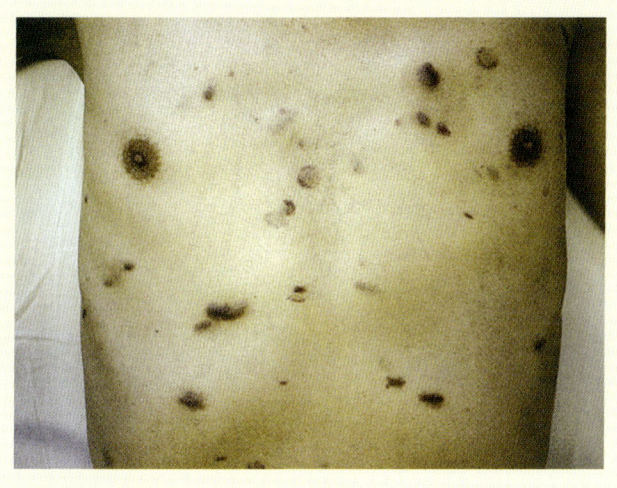

体幹皮膚所見[3]

1 本疾患で正しいものはどれか．2つ選べ

- ⓐ 二期梅毒が最も考えられる
- ⓑ 病原体はトレポネーマである
- ⓒ 丘疹は易出血性である
- ⓓ 口腔内にも病変がみられる
- ⓔ 丘疹からは病原体の遺伝子が証明されにくい

正解 1：ⓒ, ⓓ

解法へのアプローチ

紫褐色の丘疹，複数の男性性パートナーからHIV感染に関与するカポジ肉腫が最も考えられる．全身倦怠感，体重減少はカポジ肉腫が全身臓器に進行していることを示唆する所見．一番の鑑別疾患は選択肢ⓐ，ⓑの梅毒であろう．二期梅毒でみられるバラ疹は薔薇の花のごとく2週間で消える．今回は皮疹が4か月も持続していることから考えにくい．なお，バラ疹の後に出現する丘疹性梅毒疹は赤褐色であり紫褐色とは異なる．

病態生理 本来カポジ肉腫には4タイプ存在する．今回はそのうちの1つであるAIDS関連タイプに限定して記載する．本症はヒトヘルペスウイルス8型（HHV-8）の感染が原因となる．これはカポジ肉腫患者のすべての病変部位からHHV-8のDNAが分離されること（ⓔ），すべての患者が抗HHV-8抗体陽性であることからも明白である．HHV-8遺伝子が精液から検出されることから感染経路は男性同士の性行為と考えられる．実際にカポジ肉腫患者の大多数がMSM（men who have sex with men）であり，女性患者はまれ．病変部は「肉腫」であり悪性の非上皮性腫瘍に分類される．なお，発症頻度はHIV感染者が非感染者よりも1万倍以上高く，軽度のCD4陽性細胞数減少でも起こる．この理由としてはHHV-8が宿主細胞を形質転換させて悪性化させる腫瘍化ウイルスであることが挙げられる．CD4陽性細胞による破壊を逃れたウイルスゲノムが数個でも増えれば，腫瘍細胞が産生されるリスクは格段に上昇しうる．

主要症候 皮疹は径数mm〜数cmの紫褐色丘疹で易出血性（ⓒ）．疼痛や瘙痒感は軽く，触ると硬い．リンパ浮腫合併例では強い疼痛が出現する．皮疹は足に好発し，全身，口腔内にも広がる（ⓓ）．病変が消化管や肝臓に至ると出血性ショックを起こしうる．なお，内臓病変を伴うカポジ肉腫は発熱や体重減少が出やすい．

検査 病歴，症候，身体所見に加えて前述の病理組織検査とHIV感染の証明で確定診断が下される．病理所見としては核異型性を伴う紡錘形細胞の束状増殖が特徴的．形質細胞の浸潤もみられる．薄壁の血管腔とその拡張所見，赤血球の血管外逸脱が認められ，肉腫の易出血性を思わせる．免疫染色にてHHV-8抗原が陽性となる．

治療 全身療法と局所療法の2つからなる．全身療法としてはリポソーム化ドキソルビシン 20 mg/mm^2 を1 mg/分の速度で1回静脈投与して2〜3週休薬する．これを1クールとして投与を続ける．局所療法としては凍結療法や放射線療法が主．消化管出現例では肉腫が粘膜下に存在し，かつ出血しやすいため内視鏡的切除術は標準的には実施されていない．

臨床アドバイス

カポジ肉腫を伴うAIDS患者にHAART（highly active antiretroviral therapy）を実施することでも症状の改善が期待できる．なお，抗ヘルペスウイルス薬は無効．

予想問題

カポジ肉腫の説明として正しいものはどれか．3つ選べ

ⓐ 化学療法が有効
ⓑ HAARTは無効
ⓒ 病変部の免疫組織染色が診断に有効
ⓓ 女性に好発
ⓔ 下血による出血性ショック

正解 ⓐ, ⓒ, ⓔ

Question 5

27歳の男性．強い排尿痛と膿性尿道分泌物を主訴に来院した．排尿する瞬間にピリッと鋭く痛み，その後は灼熱痛が持続するという．下着に黄色の膿がついているのも気になるとのこと．症状は昨日出現し，徐々に増悪している．咽頭痛はない．5日前に性パートナーの女性と性交渉をしている．その女性には複数の性パートナーがいるらしい．体温は38.0℃でやや悪寒がある．

尿所見：潜血2＋．
尿沈渣：白血球多数，赤血球多数．

1 診断のためにまず行うべき検査はどれか．1つ選べ

 ⓐ 尿道分泌物 Gram 染色
 ⓑ 尿細胞診
 ⓒ 膀胱鏡検査
 ⓓ 腹部造影 CT
 ⓔ 腹部超音波検査

2 現時点でこの患者への適切な対処はどれか．2つ選べ

 ⓐ 尿道分泌物を PCR 法で精査する
 ⓑ 脾臓の診察を行う
 ⓒ 直腸指診を行う
 ⓓ 精巣の診察を行う
 ⓔ 耳鏡で外耳道と鼓膜の診察を行う

正解　1：ⓐ　2：ⓒ, ⓓ

解法へのアプローチ

27歳男性，**性交渉数日後**，**強い排尿痛と膿性尿道分泌物**より淋菌性尿道炎を疑う．**膿と尿沈渣で白血球多数**も本症に合致．**咽頭痛なし**より咽頭炎は否定的のため，まずは尿道分泌物Gram染色を行う．CTや超音波などの画像検査では淋菌性尿道炎を診断することはできない．現時点でPCR法を実施するのは大袈裟であり，Gram染色や尿培養での薬剤感受性検査が優先される．また，**体温38.0℃**，**悪寒あり**であり，淋菌による急性前立腺炎や精巣上体炎に関しての評価も実施すべき．

病態生理　淋菌は性行為感染症の1つである．男性尿道炎は尿道口からの黄色膿汁と排尿時痛を特徴とする．女性では尿道炎や頸管炎を起こすが，感染者の80％が無症状との報告もあり注意が必要である．胎児が感染している妊婦の産道を通ると重症結膜炎による失明のリスクにさらされる．また，男女とも咽頭や肛門への感染例が報告されている．

主要症候　男性尿道炎は性行為から2～7日の潜伏期間を経て発症する．排尿時の灼熱痛と下着に付着するくらい大量の黄色膿汁がみられる．古代には「大量の膿汁」が「精液の漏出」と考えられていた時代もあり，膿汁量の多さをうかがわせる．前立腺炎を起こすと前立腺腫大，前立腺痛，頻尿，発熱，悪寒戦慄が出現する(2ⓒ)．精巣上体炎は発熱と陰嚢痛，後遺症の閉塞性無精子症が知られている(2ⓓ)．女性は子宮頸管炎を起こすが無症状のことが多く，容易に感染源となる．有症状女性では帯下増加，膿様帯下，悪臭帯下が代表的症状．淋菌が子宮頸管から子宮，卵管，腹腔へと広範に波及して骨盤内炎症性疾患を起こすと発熱や下腹部痛に悩まされることになる．また，卵管癒着が起こると子宮外妊娠や女性不妊の原因ともなる．

検査　男性は尿道分泌物のGram染色でGram陰性双球菌と白血球貪食像が得られる(1ⓐ)．耐性菌が増加しているため尿培養による薬剤感受性試験を行う専門家もいる．女性では子宮頸管検体のGram染色では同定困難なため，標準的に培養を行う．女性の場合は培養に核酸増幅法を併用すべきとの意見もある(2ⓐ)．

治療　尿道炎と子宮頸管炎にはセフトリアキソン1,000 mgの1回静脈投与が推奨される．1回の受診と投薬で治癒が期待できるため，標準的に用いられる．しかも咽頭感染にも有効．精巣上体炎や骨盤内炎症性疾患を併発している場合はセフトリアキソン1,000 mg 1～2回を1～7日間静脈投与とする．無治療でいると自然に痛みや膿が減少してくることがあるが，これは完治したわけではない．無治療では尿道内に淋菌が残存していることがあり，症状の再燃を起こしうる．無論，残存淋菌は性パートナーへの感染源ともなる．

臨床アドバイス

淋菌の咽頭検体は通常の培養やPCR法では検出困難である．そのため淋菌性咽頭炎の症例は専門家の助言を得るべきと思われる．

予想問題

淋菌感染症について誤っているものはどれか．1つ選べ

ⓐ 咽頭感染者は男性のみである
ⓑ Gram陰性球菌である
ⓒ 精巣上体炎を起こす
ⓓ 女性不妊の原因となる
ⓔ 尿道炎にはセフトリアキソンの静脈投与が有効

正解　ⓐ　女性の咽頭感染例も数多く存在する

Question 6

31歳の女性．経産婦（1回）で，妊娠34週．発熱，頭痛，咳を主訴に来院した．昨夜から全身倦怠感と関節痛を自覚しており，就寝前には悪寒と38℃台の発熱がみられた．今朝になって全身倦怠感の増悪，頭痛，咳を自覚したため，夫の車で来院した．職業は主婦．4歳の長女と，長女の友人たちがインフルエンザと診断されている．項部硬直はない．
初診時は意識清明，体温39.0℃，脈拍92回/分・整，血圧110/60 mmHg．インフルエンザウイルス迅速抗原検査でA型陽性であった．

1 現時点での対応として最も適切なものはどれか．1つ選べ

ⓐ 緊急帝王切開の準備と説明
ⓑ インドメタシン投与
ⓒ エルゴタミン投与
ⓓ 陰圧室への隔離
ⓔ 抗インフルエンザ薬投与

2 この女性から「胎児への影響について相談したい」との申し出があった．適切な説明はどれか．1つ選べ

ⓐ「なるべく早く帝王切開したほうが児への悪影響が少なくなります」
ⓑ「頭痛は児への悪影響があるので頭痛薬を飲むことが推奨されます」
ⓒ「まずは独立した診察室に移動して周囲にうつさないようにしましょう」
ⓓ「受胎してからインフルエンザワクチンを打っていると奇形率が増えます」
ⓔ「妊婦さんは無治療だと重症化しやすいことが知られています」

正解　1：ⓔ　禁忌：ⓑ　2：ⓔ

解法へのアプローチ

発熱，咳，頭痛，関節痛，周囲での流行，迅速抗原検査陽性よりインフルエンザと診断する．妊婦のインフルエンザは重症化しやすく投薬治療の対象となる．インドメタシンは胎児動脈管を閉鎖して胎児仮死をきたすため禁忌．エルゴタミンも子宮収縮による切迫早産のリスクになる．隔離ではなく，帰宅させて静養させるのが一般的．

病態生理　A型インフルエンザウイルスの感染源は気道分泌物である．そのため咳による飛沫感染，ウイルスが付着したドアノブや電車の吊革からの接触感染をきたす．ウイルスはHA抗原とNA抗原をもつ．HA抗原は上気道粘膜への接着因子であり，NA抗原は複製されたウイルス核酸が上気道粘膜の細胞膜を通過する際に必要な酵素である．具体的にはウイルスのHA抗原が宿主細胞のシアル酸をターゲットに接着して複製を繰り返す．複製を繰り返して十分に増えたウイルスは「もはや用済み」となった宿主細胞のシアル酸を破壊する．これによってウイルス核酸と宿主細胞との結合が切断され，大量のウイルスが全身へと広がっていく．

主要症候　わが国では12～3月に流行する．潜伏期間は1～3日．発熱，咳，頭痛，関節痛，悪寒など．妊婦は重症化しやすい(2ⓔ)．

検査　迅速診断キットは15分程度で結果が得られる．鼻の奥，つまり咽頭付近の検体検出率が高い．咽頭付近への接触は不快感が強いため，事前に患者に説明しておくのがよい．

治療　妊婦は重症化しやすいため，抗インフルエンザ薬を使うべきである(1ⓔ)．インフルエンザが重症化して集中治療室に入院した妊婦100人のうち28人が亡くなったという海外の報告もある．具体的にはタミフル®75 mgの1日2錠(計150 mg/日)経口投与を5日間とする．リレンザ™ 10 mgの1日2回(計20 mg/日)吸入の5日間でもよい．タミフル®もリレンザ™も投薬中に症状が改善したとしても5日間しっかり服薬する．これは服薬中断による症状再燃や薬剤耐性株の出現を防ぐためである．なお，妊婦がインフルエンザ患者と濃厚接触した場合はタミフル®75 mgの1日1錠経口投与を10日間，あるいはリレンザ™ 10 mg 1日1回吸入を10日間とする．また，妊娠中のすべての時期でインフルエンザワクチンの接種が推奨される．妊娠初期のワクチン接種で流産や奇形が増えることはない(2ⓓ)．ワクチンには微量の水銀が保存剤として添加されているものがあるが，人間の1日摂取量の半分に過ぎず安心して使ってよい．なお，わが国で2009年に流行した新型インフルエンザ(A/H1N1)は2011年から通常の季節性インフルエンザとして取り扱われるようになった．そのため現在はいわゆる「普通のインフルエンザワクチン」でもA/H1N1はカバーされている．

臨床アドバイス

インフルエンザは胎児に奇形をもたらす感染症ではないことも妊婦に伝えておくとよい．

予想問題

胎児への悪影響が最も小さいものはどれか．1つ選べ

ⓐ 妊娠中のインフルエンザウイルス感染
ⓑ 妊娠中の喫煙
ⓒ 妊娠中の風疹感染
ⓓ 妊娠中の葉酸欠乏症
ⓔ 妊娠中のインドメタシン使用

正解　ⓐ
ⓑ 流産のリスクを上げてしまう　ⓒ 先天性風疹症候群を起こしうる　ⓓ 二分脊椎などの奇形を起こしうる　ⓔ 胎児の動脈管閉塞を起こしうる

Question 7

21歳の男性．3日前からの流涙，眼脂，結膜充血，異物感を主訴に来院した．1週間前に同居している妹に同様の症状があった．今朝からは羞明がある．右耳前リンパ節の腫脹と圧痛が認められる．初診時は体温36.7℃．
右眼の写真を示す

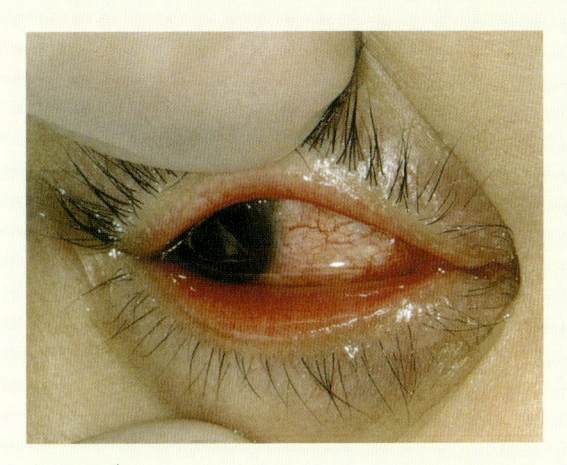

右眼所見[4)]

1 この疾患の説明として正しいものはどれか．2つ選べ

ⓐ 虹彩毛様体炎
ⓑ 迅速診断キットがある
ⓒ 抗ウイルス薬を投与する
ⓓ 患者が接触した物をアルコール消毒する必要がある
ⓔ 性行為感染症

正解 1：ⓑ, ⓓ

解法へのアプローチ

流涙，眼脂，結膜充血，異物感から眼疾患であることは容易に理解できる．妹に同様の症状というキーワードからは感染症の存在が示唆される．特に羞明は角膜の炎症でみられる症状であるため角膜感染症と思われ，耳前リンパ節の腫脹と疼痛という特徴的所見から流行性角結膜炎の診断となる．画像では結膜充血と眼瞼浮腫がみられ本症と合致する．なお，流行性角結膜炎は虹彩毛様体炎をきたす疾患ではない．

病態生理 流行性角結膜炎（epidemic kerato-conjunctivitis；EKC）はアデノウイルスによる感染症で，通称「はやり目」と呼ばれる．アデノウイルスの血清型は40種を超えるが，EKCを起こすのはD群の8, 19, 37型である．B群の11型やE群の4型による報告もある．手を介した接触感染であるため，家族間，友人間，医療従事者間，プールなどで容易に流行しうる．アデノウイルスはインフルエンザウイルスのように夏の高湿度で不活化されるということがない．そのためEKCは夏でも感染力を保ち続けて流行しうる．プールの影響もあるのか実際に夏の外来受診者が多い印象がある．

主要症候 5～14日の潜伏期間を経て流涙，眼脂，結膜充血，眼の異物感が出現する．これが3日程度続いた後に急性濾胞性結膜炎を起こして眼瞼結膜の濾胞形成と乳頭増殖が始まり，開眼困難になるほどの眼瞼浮腫を起こす．発症10日ごろから点状表層角膜炎が起こり，異物感の増悪と羞明を自覚するようになる．重症例では角膜びらんによる激痛を訴える．耳前リンパ節の腫脹と圧痛は本症に特徴的．これらの症状は両側性に出現することがしばしばある．なお，脱落上皮細胞と白血球から構成される偽膜形成がみられることもあるが，これは成人例よりも小児例に多い．

検査 迅速診断キットが有用である（ⓑ）．

治療 抗ウイルス薬がないため対症療法となる（ⓒ）．細菌感染予防には抗菌薬点眼，疼痛管理にはNSAID点眼，重症例ではステロイド点眼を使用する．感染を拡大させないことも重要．特に発症の3日前から治癒までの2週間はウイルスを排出し続けるため感染力が強い．この時期は手洗い励行，タオルや枕の個別使用，入浴は最後にして残り湯を捨てるなど感染拡大予防に努める．患者が触れるドアノブなどは80％アルコールで清拭消毒とする（ⓓ）．噴霧は消毒液が拡散するため不確実である．院内感染を防ぐため，医療従事者は患者や患者が触れた物を処置する際にディスポーザブルの手袋を装着する．

臨床アドバイス

急性濾胞性結膜炎の鑑別疾患には流行性角結膜炎のほかにアレルギー性結膜炎とクラミジア結膜炎がある．流行性角結膜炎と思い込んでいたら，実はクラミジア結膜炎だったということが後で判明することもある．この点からもアデノウイルス迅速診断キットは一般医にとって心強い存在である．

予想問題

流行性角結膜炎について誤っているものはどれか．1つ選べ

ⓐ 迅速診断法がある
ⓑ 夏にも流行する
ⓒ アルコール消毒は無効である
ⓓ 急性濾胞性結膜炎を起こす
ⓔ 自覚症状に開眼困難がある

正解 ⓒ 有効である

図の出典

消化器

1) 第105回医師国家試験問題D問題25 No.5A～C
2) 第103回医師国家試験問題I問題77 No.98
3) 井上晴洋：食道疾患の内視鏡診断と治療，p126，医学書院，2009
4) 第101回医師国家試験問題A問題29 No.20A～B
5) 山雄健次，他（編）：画像所見のよみ方と鑑別診断―胆・膵，p77，医学書院，2006
6) 山雄健次，他（編）：画像所見のよみ方と鑑別診断―胆・膵，p51，医学書院，2006
7) 第104回医師国家試験問題I問題50 No.9
8) 第105回医師国家試験問題B問題40 No.2
9) 上野淳二：消化管・腹部一般．西谷弘，他（編）：標準放射線医学第7版，p343，医学書院，2011

循環器

1) 小原邦義：動脈系疾患．上塚芳郎，他：系統看護学講座　専門分野Ⅱ成人看護学③循環器，第13版，p225，医学書院，2011
2) 第101回医師国家試験問題G問題24 No.14A～B
3) 第101回医師国家試験問題H問題26 No.7
4) 第106回医師国家試験問題A問題24 No.3A～B
5) 第102回医師国家試験問題D問題21 No.1
6) 第104回医師国家試験問題A問題29 No.11B

内分泌・代謝

1) 阿部庄作：肺腫瘍．泉孝英（編）：標準呼吸器病学，p326，医学書院，2000
2) 第102回医師国家試験問題I問題41 No.3B

腎臓・泌尿器

1) 第106回医師国家試験問題D問題40 No.13
2) 第100回医師国家試験問題A問題38 No.25A～B
3) 渡邊祐司，他：精巣の画像診断におけるポイント．臨床泌尿器科63：707，2009
4) 第104回医師国家試験問題A問題24 No.6

呼吸器

1) 千田金吾：びまん性汎細気管支炎．金澤一郎，他（編）：今日の診断指針第6版，p954，医学書院，2010
2) 第101回医師国家試験問題A問題14 No.9B
3) 第102回医師国家試験問題A問題52 No.19B
4) 第105回医師国家試験問題E問題68 No.65
5) 第105回医師国家試験問題I問題63 No.106A～C
6) 第105回医師国家試験問題E問題56 No.64
7) 柿沼廣邦：呼吸器―喀痰．菅野治重，他（編）：顕微鏡検査ハンドブック―臨床に役立つ形態学，p298，医学書院，2012
8) 瀬山邦明，他：リンパ脈管筋腫症．高久史麿，他（監）：新臨床内科学第9版，p71，医学書院，2009
9) 第104回医師国家試験問題H問題37，38 No.6

血液

1) 第101回医師国家試験問題G問題35 No.23
2) 第102回医師国家試験問題D問題45 No.15
3) 第105回医師国家試験問題I問題58 No.15
4) 第106回医師国家試験問題D問題42 No.15

神経

1) 第101回医師国家試験問題G問題46 No.30
2) 第101回医師国家試験問題C問題33 No.1
3) 第106回医師国家試験問題G問題40 No.1A～B
4) 第103回医師国家試験問題I問題52 No.9A～B

アレルギー・膠原病

1) 第102回医師国家試験問題A問題33 No.2A～B
2) 第103回医師国家試験問題A問題56 No.19
3) 第101回医師国家試験問題G問題55 No.32

感染症

1) 第105回医師国家試験問題H問題26 No.85
2) 第106回医師国家試験問題A問題22 No.2
3) 第105回医師国家試験問題D問題32 No.9
4) 第106回医師国家試験問題I問題56 No.12B

巻末正誤問題

消化器

自己免疫性膵炎
- □□ 自己免疫性膵炎の合併疾患に Mikulicz 病がある ……………………………… ○
- □□ 自己免疫性膵炎は IgG4 関連疾患である …………………………………… ○

胃食道逆流症
- □□ 胃食道逆流症であれば食道内視鏡で必ず異常がみられる ……………………… ×
- □□ 胃食道逆流症の主要症候に嚥下障害がある …………………………………… ○

原発性胆汁性肝硬変
- □□ 原発性胆汁性肝硬変は ERCP で数珠状胆管狭窄をきたす ……………………… ×
- □□ 原発性胆汁性肝硬変の症候に強い痒みがある ………………………………… ○

食道アカラシア
- □□ 食道アカラシアは新生児に好発する …………………………………………… ×
- □□ 食道アカラシアの症候に胸痛がある …………………………………………… ○

特発性食道破裂
- □□ 特発性食道破裂では嚥下で悪化する胸痛をきたす ……………………………… ○
- □□ 特発性食道破裂は下部食道右壁に好発する ……………………………………… ×

胆嚢腺筋腫症
- □□ 胆嚢腺筋腫症の合併症に胆石がある …………………………………………… ○
- □□ 胆嚢腺筋腫症は胆嚢癌を合併しやすい ………………………………………… ×

上腸間膜動脈閉塞症
- □□ 上腸間膜動脈閉塞症では発症早期からの反跳痛が特徴的である ……………… ×
- □□ 上腸間膜動脈閉塞症のリスクに心房細動がある ……………………………… ○

閉鎖孔ヘルニア
- □□ 閉鎖孔ヘルニアの診断には腹部 CT が有効である ……………………………… ○
- □□ 閉鎖孔ヘルニアは若年女性に好発する ………………………………………… ×

循環器

高安動脈炎
- □□ 高安動脈炎の治療に血管形成術がある ………………………………………… ○
- □□ 高安動脈炎の関連遺伝子に *HLA-B52* がある ………………………………… ○

心臓粘液腫
- □□ 心臓粘液腫は右心房に好発する ………………………………………………… ×
- □□ 心臓粘液腫で家族性があるものには内分泌異常を伴う型がある ……………… ○

閉塞性血栓性血管炎
- □□ 閉塞性血栓性血管炎(Buerger 病)は静脈炎も起こす …………………………… ○

- □□ 閉塞性血栓性血管炎（Buerger 病）のリスクに歯周病がある ・・・・・・・・・・・・・・・・・・・ ○

心タンポナーデ
- □□ 心タンポナーデの治療に細胞外液輸液がある ・・・・・・・・・・・・・・・・・・・・・・・・・・・・・・・・ ○
- □□ 心タンポナーデの治療薬にフロセミドがある ・・・・・・・・・・・・・・・・・・・・・・・・・・・・・・・・ ×

僧帽弁逸脱症
- □□ 僧帽弁逸脱症の病変部の特徴に粘液腫様変化がある ・・・・・・・・・・・・・・・・・・・・・・・ ○
- □□ 僧帽弁逸脱症は僧帽弁閉鎖不全症の原因となる ・・・・・・・・・・・・・・・・・・・・・・・・・・・ ○

肺動脈狭窄症
- □□ 肺動脈狭窄症は軽症例でも失神がよく起こる ・・・・・・・・・・・・・・・・・・・・・・・・・・・・・・・ ×
- □□ 肺動脈狭窄症の検査として心臓超音波検査が有効である ・・・・・・・・・・・・・・・・・・ ○

心臓振盪症
- □□ 心臓振盪症の治療には迅速な一次救命処置（BLS）が必要 ・・・・・・・・・・・・・・・・ ○
- □□ 心臓振盪症の心電図としては心室細動が特徴的である ・・・・・・・・・・・・・・・・・・・・ ○

特発性肺動脈性肺高血圧症
- □□ 特発性肺動脈性肺高血圧症の治療薬にシルデナフィルがある ・・・・・・・・・・・・・ ○
- □□ 特発性肺動脈性肺高血圧症の治療に肺移植がある ・・・・・・・・・・・・・・・・・・・・・・・・ ○

内分泌・代謝

グルカゴノーマ
- □□ グルカゴノーマでは痒みを伴う皮膚病変がみられる ・・・・・・・・・・・・・・・・・・・・・・・・ ○
- □□ グルカゴノーマの治療に手術がある ・・・・・・・・・・・・・・・・・・・・・・・・・・・・・・・・・・・・・・・ ○

VIP 産生腫瘍
- □□ VIP 産生腫瘍は激しい下痢をきたす ・・・・・・・・・・・・・・・・・・・・・・・・・・・・・・・・・・・・・・・ ○
- □□ VIP 産生腫瘍は顔面紅潮をきたす ・・ ○

原発性アルドステロン症
- □□ 原発性アルドステロン症は全例で低 K 血症になる ・・・・・・・・・・・・・・・・・・・・・・・・ ×
- □□ 原発性アルドステロン症の治療薬にエプレレノンがある ・・・・・・・・・・・・・・・・・・・ ○

Addison 病
- □□ Addison 病の症候に嘔吐がある ・・ ○
- □□ Addison 病の患者には十分な塩分摂取の維持を指導する ・・・・・・・・・・・・・・・・・ ○

亜急性甲状腺炎
- □□ 亜急性甲状腺炎の病因にウイルス感染症がある ・・・・・・・・・・・・・・・・・・・・・・・・・・ ○
- □□ 亜急性甲状腺炎の治療薬に副腎皮質ステロイド薬がある ・・・・・・・・・・・・・・・・・ ○

SIADH
- □□ SIADH の身体所見に意識障害がある ・・・・・・・・・・・・・・・・・・・・・・・・・・・・・・・・・・・・・ ○
- □□ SIADH の検査値に血漿レニン活性低値がある ・・・・・・・・・・・・・・・・・・・・・・・・・・・・ ○

インスリノーマ
- □□ インスリノーマの特徴に Whipple の三徴がある ・・・・・・・・・・・・・・・・・・・・・・・・・・・ ○
- □□ インスリノーマの手術中に超音波検査を実施することが推奨される ・・・・・・・ ○

高 Ca 血症
- [ ] 高 Ca 血症の治療に生理食塩水投与がある ○
- [ ] 高 Ca 血症の原因に子宮頸癌がある ○

腎臓・泌尿器

コレステロール塞栓症
- [ ] コレステロール塞栓症の症候に足の痛みがある ○
- [ ] コレステロール塞栓症では血清補体価が上昇する ×

微小変化群
- [ ] 微小変化群の光学顕微鏡所見としてメサンギウム細胞の増殖がある ×
- [ ] 微小変化群の治療第一選択は副腎皮質ステロイド薬である ○

精巣捻転症
- [ ] 精巣捻転症は高齢者に好発する ×
- [ ] 精巣捻転症は発症 6 時間以内の捻転解除が望ましい ○

横紋筋融解症
- [ ] 横紋筋融解症では血清アルドラーゼの上昇をみる ○
- [ ] 横紋筋融解症では尿沈渣で赤血球が多くみられる ×

腎血管性高血圧症
- [ ] 腎血管性高血圧症では血漿レニン活性が低い ×
- [ ] 腎血管性高血圧症の治療に経皮的腎動脈形成術がある ○

腎乳頭壊死
- [ ] 腎乳頭壊死の危険因子に NSAID の頻回投与がある ○
- [ ] 腎乳頭壊死では腰痛が生じる ○

Gitelman 症候群
- [ ] Gitelman 症候群の病因は遺伝子とは関係しない ×
- [ ] Gitelman 症候群は出生直後からテタニーをきたしやすい ×

呼吸器

びまん性汎細気管支炎
- [ ] びまん性汎細気管支炎では IgA の上昇がみられる ○
- [ ] びまん性汎細気管支炎の治療第一選択は副腎皮質ステロイド薬吸入である ×

アスピリン喘息
- [ ] アスピリン喘息は IgE を介して発症する ×
- [ ] アスピリン喘息の初期治療にエピネフリン筋肉注射がある ○

急性好酸球性肺炎
- [ ] 急性好酸球性肺炎の治療は副腎皮質ステロイド薬が有効 ○
- [ ] 急性好酸球性肺炎の症候に胸痛がある ○

急性呼吸促迫症候群
- [ ] 急性呼吸促迫症候群では肺コンプライアンスが低下する ○

□□ 急性呼吸促迫症候群への副腎皮質ステロイド薬投与は死亡率を低下させる ･････････ ×

肺胞蛋白症
□□ 肺胞蛋白症では肺胞マクロファージの機能低下がみられる ････････････････････ ○
□□ 肺胞蛋白症の症状に乾性咳嗽がある ･･ ○

石綿肺
□□ 石綿肺は間質性肺炎の一種である ･･ ○
□□ 石綿肺の治療薬に副腎皮質ステロイド薬がある ･･････････････････････････････ ×

リンパ脈管筋腫症
□□ リンパ脈管筋腫症(LAM)では1秒率が低下する ･･････････････････････････････ ○
□□ リンパ脈管筋腫症(LAM)の治療薬にシロリムス(ラパマイシン)がある ･･･････････ ○

緊張性気胸
□□ 緊張性気胸の症候に気管偏位がある ･･ ○
□□ 緊張性気胸の確定診断に胸部MRIがある ･･･････････････････････････････････ ×

血液

発作性夜間ヘモグロビン尿症
□□ 発作性夜間ヘモグロビン尿症の治療薬にエクリズマブがある ･･････････････････ ○
□□ 発作性夜間ヘモグロビン尿症の症候に繰り返す強い腹痛がある ････････････････ ○

特発性血小板減少性紫斑病
□□ 特発性血小板減少性紫斑病の症候に過多月経がある ･･････････････････････････ ○
□□ 特発性血小板減少性紫斑病の治療に蛋白同化ステロイド薬投与がある ･･････････ ×

遺伝性球状赤血球症
□□ 遺伝性球状赤血球症の治療に脾摘がある ････････････････････････････････････ ○
□□ 遺伝性球状赤血球症では直接Coombs試験陰性である ････････････････････････ ○

von Willebrand病
□□ von Willebrand病の1型では筋肉内出血が特徴的である ･･････････････････････ ×
□□ von Willebrand病3型の治療薬にデスモプレシン(DDAVP)がある ･････････････ ×

腫瘍崩壊症候群
□□ 腫瘍崩壊症候群のハイリスク群にBurkittリンパ腫がある ･････････････････････ ○
□□ 腫瘍崩壊症候群の治療に緊急血液透析がある ････････････････････････････････ ○

特発性TTP
□□ 特発性TTPの症候に痙攣がある ･･ ○
□□ 特発性TTPの症候に黄疸がある ･･ ○

Plummer-Vinson症候群
□□ Plummer-Vinson症候群の治療に鉄剤投与がある ･････････････････････････････ ○
□□ Plummer-Vinson症候群では口角の亀裂と発赤がみられる ･････････････････････ ○

コバラミン(ビタミンB_{12})
□□ コバラミン(ビタミンB_{12})はDNA合成に必要である ････････････････････････ ○
□□ コバラミン(ビタミンB_{12})は胃主細胞が分泌する内因子と結合する ･･･････････ ×

神経

Lewy 小体型認知症
- □□ Lewy 小体型認知症の症状緩和にコリンエステラーゼ阻害薬は有効 ⋯⋯ ◯
- □□ Lewy 小体型認知症の症候に覚醒レベルの動揺性がある ⋯⋯ ◯

慢性硬膜下血腫
- □□ 慢性硬膜下血腫の症候に物忘れがある ⋯⋯ ◯
- □□ 慢性硬膜下血腫の症候に人格変化がある ⋯⋯ ◯

本態性振戦
- □□ 本態性振戦では運動時振戦がみられる ⋯⋯ ◯
- □□ 本態性振戦の治療薬にプロプラノロールがある ⋯⋯ ◯

Tolosa-Hunt 症候群
- □□ Tolosa-Hunt 症候群では眼瞼下垂がみられる ⋯⋯ ◯
- □□ Tolosa-Hunt 症候群の治療薬にメトトレキサートがある ⋯⋯ ✕

急性硬膜下血腫
- □□ 急性硬膜下血腫は開頭術の適応がある ⋯⋯ ◯
- □□ 急性硬膜下血腫は原則として頭蓋骨骨折がみられない ⋯⋯ ✕

群発頭痛
- □□ 群発頭痛の治療に高濃度酸素がある ⋯⋯ ◯
- □□ 群発頭痛の症候に鼻閉がある ⋯⋯ ◯

髄膜腫
- □□ 髄膜腫はほぼ全例が悪性である ⋯⋯ ✕
- □□ 髄膜腫は腫瘍径が 3 cm 以下のものは γ ナイフも適応となる ⋯⋯ ◯

Wernicke 脳症
- □□ Wernicke 脳症の所見に両側外転神経麻痺がある ⋯⋯ ◯
- □□ ビタミン B_1 はピルビン酸デヒドロゲナーゼの補酵素である ⋯⋯ ◯

アレルギー・膠原病

老人性紫斑病
- □□ 老人性紫斑病は血小板輸血の適応である ⋯⋯ ✕
- □□ 老人性紫斑病は頭頂部に好発する ⋯⋯ ✕

食物依存性運動誘発アナフィラキシー
- □□ 食物依存性運動誘発アナフィラキシーの原因に小麦がある ⋯⋯ ◯
- □□ 食物依存性運動誘発アナフィラキシーの急性期治療にエピネフリン皮下注射がある ⋯⋯ ◯

薬剤過敏症症候群
- □□ 薬剤過敏症症候群の症候に 38℃ 以上の発熱がある ⋯⋯ ◯
- □□ 薬剤過敏症症候群で臓器障害を伴う例には副腎皮質ステロイド薬投与の適応がある ⋯⋯ ◯

Stevens-Johnson 症候群
- □□ Stevens-Johnson 症候群では角膜上皮障害がみられる ⋯⋯ ◯

□□ Stevens-Johnson症候群では尿潜血がみられる ・・・・・・・・・・・・・・・・・・・・・・・・ ○

側頭動脈炎
□□ 側頭動脈炎は約30％の確率で関節リウマチを合併する ・・・・・・・・・・・・・・・・ ×
□□ 側頭動脈炎の頭痛は両側性ともなりうる ・・・・・・・・・・・・・・・・・・・・・・・・・・・ ○

掌蹠膿疱症
□□ 掌蹠膿疱症の発症リスクに喫煙がある ・・・・・・・・・・・・・・・・・・・・・・・・・・・・・ ○
□□ 掌蹠膿疱症には扁桃摘出は無効である ・・・・・・・・・・・・・・・・・・・・・・・・・・・・ ×

春季カタル
□□ 春季カタルの治療第一選択は副腎皮質ステロイド薬全身投与である ・・・・・ ×
□□ 春季カタルの症候に開眼困難がある ・・・・・・・・・・・・・・・・・・・・・・・・・・・・・・ ○

非イオン性造影剤の副作用
□□ 非イオン性造影剤の副作用頻度はイオン性造影剤よりも低い ・・・・・・・・・・ ○
□□ 非イオン性造影剤は重篤な副作用は起こさない ・・・・・・・・・・・・・・・・・・・・・ ×

感染症

レジオネラ肺炎
□□ レジオネラ肺炎を疑った場合は保健所に届け出る ・・・・・・・・・・・・・・・・・・・ ○
□□ レジオネラ肺炎の危険因子に肺気腫がある ・・・・・・・・・・・・・・・・・・・・・・・・ ○

急性喉頭蓋炎
□□ 急性喉頭蓋炎では頬粘膜の発赤が著明である ・・・・・・・・・・・・・・・・・・・・・・ ×
□□ 急性喉頭蓋炎の検査に間接喉頭鏡が推奨される ・・・・・・・・・・・・・・・・・・・・・ ×

クリプトコッカス髄膜炎
□□ クリプトコッカス髄膜炎では$β$-Dグルカンが通常陰性 ・・・・・・・・・・・・・・・ ○
□□ *C. neoformans* はハトが媒介する ・・・・・・・・・・・・・・・・・・・・・・・・・・・・・・・ ○

カポジ肉腫
□□ カポジ肉腫の治療に化学療法がある ・・・・・・・・・・・・・・・・・・・・・・・・・・・・・・ ○
□□ カポジ肉腫には抗ヘルペスウイルス薬の投与が有効 ・・・・・・・・・・・・・・・・・ ×

淋菌感染症
□□ 淋菌は骨盤内炎症性疾患を起こす ・・・・・・・・・・・・・・・・・・・・・・・・・・・・・・・・ ○
□□ 淋菌治療にセフトリアキソン1,000 mgの静脈投与がある ・・・・・・・・・・・・ ○

妊婦のインフルエンザ感染
□□ 妊婦のインフルエンザウイルス感染は重症化しやすい ・・・・・・・・・・・・・・・ ○
□□ 妊娠のインフルエンザウイルス感染は胎児に奇形が生じる可能性が高い ・・・・ ×

流行性角結膜炎
□□ 流行性角結膜炎の原因病原体にアデノウイルス8型がある ・・・・・・・・・・・・ ○
□□ 流行性角結膜炎の迅速診断法は存在しない ・・・・・・・・・・・・・・・・・・・・・・・・ ×

索引

欧文索引

acute respiratory distress syndrome (ARDS)　70
acute subdural hematoma　104
Addison 病　40, 143
AIDS　134
Alzheimer 症候群　96

blue toe syndrome　50
Boerhaave 症候群　10
Buerger 病　22

cavernous sinus syndrome　102
commotio cordis　30

diffuse panbronchiolitis (DPB)　64

Ehlers-Danlos 症候群　26
epidermic keratoconjunctivitis (EKC)　140
essential tremor　100

food-dependent exercise-induced anaphylaxis (FDEIA)　114

gastroesophageal reflux disease (GERD)　4
Gitelman 症候群　62, 144

HAM 症候群　40
HIV　134

idiopathic pulmonary arterial hypertension (IPAH)　32
idiopathic thrombocytopenic purpura　90

Lewy 小体型認知症　96, 146
lymphangioleiomyomatosis (LAM)　76

Marfan 症候群　26
Mikulicz 病　2

non-erosive GERD (NERD)　4

Parkinson 症候群　96
Parkinson 病　96
PIE 症候群　68
Plummer-Vinson 症候群　92, 145
primary biliary cirrhosis (PBC)　6

renal papillary necrosis　60
rhabdomyolysis　56
Rokitansky-Aschoff 洞 (RAS)　12

Schmidt 症候群　40
shaken baby syndrome　104
Sjögren 症候群　2, 94
Stevens-Johnson 症候群　118, 146
syndrome of inappropriate secretion of antidiuretic hormone (SIADH)　44, 143

Torosa-Hunt 症候群　102, 146
tumor lysis syndrome (TLS)　88

VIP 産生腫瘍　36, 143
viral thyroiditis　42
von Willebrand 病 (vWD)　86, 145

WDHA 症候群　36
Wernicke 脳症　110, 146

和文索引

あ行

アスピリン喘息　66, 144
アスベスト　74
アデノウイルス　140
アナフィラキシー (様) ショック　126
亜急性甲状腺炎　42, 143
インスリノーマ　46, 143
インフルエンザ　138
胃食道逆流症　4, 142
胃切除後巨赤芽球性貧血　94
遺伝性球状赤血球症　84, 145
ウイルス性甲状腺炎　42
壊死性遊走性紅斑　34
横紋筋融解症　56, 144

か行

カポジ肉腫　134, 147
海綿静脈洞症候群　102
急性呼吸促迫症候群　70, 144
急性好酸球性肺炎　68, 144
急性硬膜下血腫　104, 146
急性喉頭蓋炎　130, 147
巨細胞動脈炎　120

胸膜中皮腫　74
緊張性気胸　78, 145
クリプトコッカス髄膜炎　132, 147
グルカゴノーマ　34, 143
群発頭痛　106, 146
原発性アルドステロン症　38, 143
原発性胆汁性肝硬変　6, 142
コバラミン　94, 145
コレステロール塞栓症　50, 144
後腹膜線維症　2
高 Ca 血症　48, 144
硬化性胆管炎　2
骨形成不全症　26

さ行

自己免疫性膵炎　2, 142
腫瘍崩壊症候群　88, 145
春季カタル　124, 147
掌蹠膿疱症　122, 147
上腸間膜動脈閉塞症　14, 142
食道アカラシア　8, 142
食物依存性運動誘発アナフィラキシー　114, 146
心臓振盪症　30, 143
心臓粘液腫　20, 142
心タンポナーデ　24, 143
腎血管筋脂肪腫　76
腎血管性高血圧　58, 144
腎乳頭壊死　60, 144
髄膜腫　108, 146
精巣捻転症　54, 144
石綿肺　74, 145
線維筋異形成　58
——による腎血管性高血圧症　58
僧帽弁逸脱症　26, 143
造影剤によるアナフィラキシー (様) ショック　126
側頭動脈炎　120, 147

た行

多腺性自己免疫症候群　40
高安動脈炎　18, 142
胆石　12
胆囊腺筋腫症　12, 142
鉄欠乏性貧血　92
特発性血小板減少性紫斑病　82, 145
特発性血栓性血小板減少性紫斑病 (特発性 TTP)　90, 145
特発性食道破裂　10, 142
特発性肺動脈性肺高血圧症　32, 143

な行

妊婦のインフルエンザ　138, 147
ネフローゼ症候群　52

は行

はやり目　140
肺癌　74
肺動脈狭窄症　28, 143
肺胞蛋白症　72, 145
ビタミンB_{12}　94, 145
びまん性汎細気管支炎　64, 144

非イオン性造影剤の副作用　147
非びらん性逆流症　4
微小変化群　52, 144
閉鎖孔ヘルニア　16, 142
閉塞性血栓性血管炎　22, 142
片頭痛　106
発作性夜間ヘモグロビン尿症　80, 145
本態性振戦　100, 146

ま・や行

慢性硬膜下血腫　98, 146
薬剤過敏症症候群　116, 146

ら行

リンパ脈管筋腫症　76, 145
流行性角結膜炎　140, 147
淋菌感染症　136, 147
淋菌性尿道炎　136
レジオネラ肺炎　128, 147
老人性紫斑病　112, 146